Roswitha und Michael Eichinger
Saftfasten

Roswitha und
Michael Eichinger

SAFT FASTEN

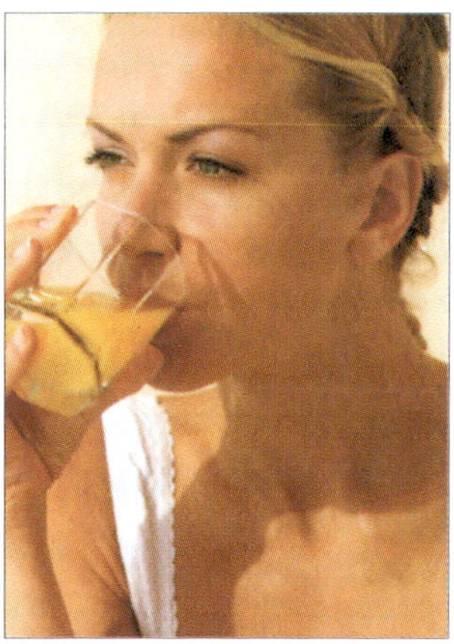

MOEWIG

Hinweis: Die Anleitungen in diesem Buch sind sorgfältig recherchiert und geprüft worden. Dennoch ist jegliche Haftung für Personen-, Sach- und Vermögensschäden ausgeschlossen, soweit gesetzlich zulässig. Insbesondere handelt es sich bei den Ratschlägen und Empfehlungen dieses Buchs um unverbindliche Auskünfte gemäß § 676 BGB.
Die Adressen im Anhang waren bei Drucklegung korrekt. Der Verlag übernimmt keine Gewähr für ihre Richtigkeit.

Illustrationen:
Katharina Schumacher

Bildnachweis:
Colina®-Service Intersan GmbH (2), Eden (1), Eichinger (1), Keimling Naturkost GmbH (4), WZ-Media (51)

Genehmigte Lizenzausgabe

www.MOEWIG.de
Umschlagfoto: Getty Images, München
Printed in Germany
ISBN 3-8118-2933-5

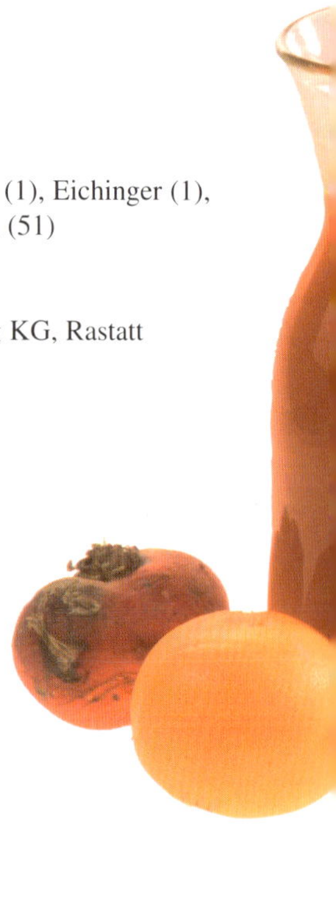

Inhalt

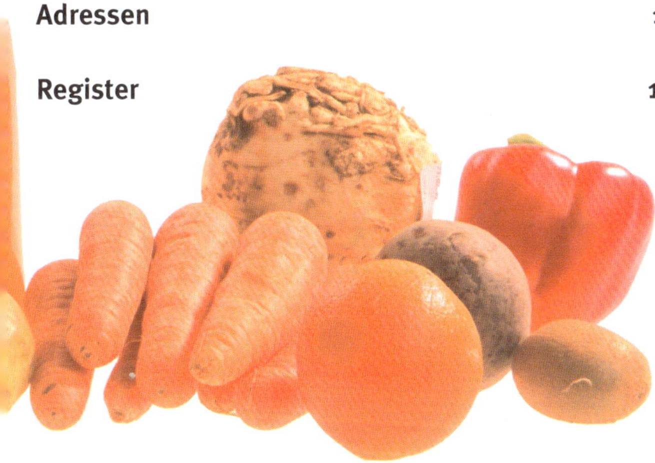

Esskultur aus dem Gleis – Frischsaftfasten als Chance

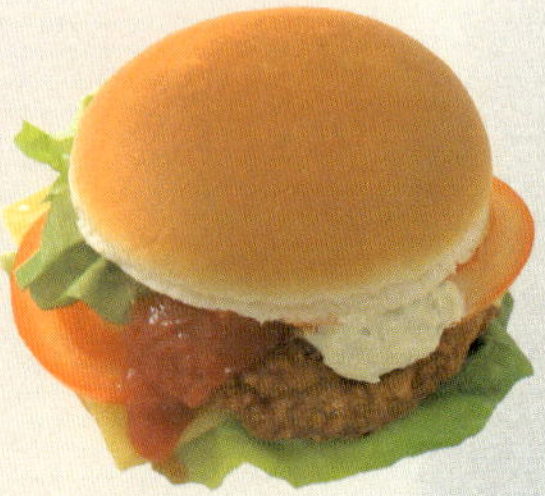

Fast Food ist heutzutage Trumpf – die Gesundheit bleibt auf der Strecke.

Schnelligkeit ist heute Trumpf, auch bei der gewöhnlichen Nahrungszufuhr. Konkurrenzlos auf dem Globus scheint das kommerzielle „Fast Food“ der Nahrungsmittelkonzerne und Massen-Gastronomie zu sein. Es ermöglicht ein schnelles Hinabschlingen mehrschichtig aufgebauter Happen. Das Fleisch, das Brot, der Salat, die Soße – alles aufeinander gestapelt, dann verschlungen und vermischt: Essen im Schnellverfahren. Der schnelle Schokoriegel für die „Gier nach Süßem“ genauso: Karamell mit Kokos und Schokolade in Sandwichbauweise – verschiedene Geschmackseindrücke in einem einzigen Happen!

Der Essvorgang spiegelt die von einer absolut perfekten Werbung angeheizten Wunschziele: stark, frisch, würzig und prompt! Eine Erotik des Oralen, der sofortigen Lusterfüllung – allerdings leider ohne damit die gewünschten Körperbilder zu erzeugen! Die Körper quellen vielmehr über, voll gestopft mit Füllmaterialien, die die Gier nach Nachschub wach halten. Im Straßenbild von heute ist sie auch bei uns schon deutlich wahrzunehmen: die aus den USA nach Europa – und Asien – überschwappende Welle der bereits jugendlichen Fettbäuche, mit ihr die Zunahme der essensbedingten Krankheiten schon in jungen Jahren, schwerwiegende Gebissdeformationen, Herz-, Kreislauf-, Magen-, Darm-, Wirbelsäulen-Beschwerden, Jugend-Diabetes, Krebs und Schilddrüsenerkrankungen.

Wir haben oft das natürliche Maß zwischen Esssucht und Essverweigerung verloren.

Fasten mit frisch gepressten Säften – gar „Heilfasten“, also zum Bessern von Krankheiten – ist in den Gesundheitsbewegungen des 20. Jahrhunderts von Anfang an von großer Wichtigkeit gewesen. Doch was noch um 1930 herum als „flüssige Rohkost“ mehr echte Krankendiät war, kann heute als eine hochwichtige

Ergänzung und Bereicherung der Nahrung allgemein angesehen werden. Regelmäßige, jahreszeitlich sinnvoll eingebettetes „Fastenkuren“ bieten eine wichtige Perspektive für eine Gesundheitsvorsorge aus Eigenverantwortung.

Wir müssen wieder lernen, in uns hineinzuhören und darauf zu achten, was wir für unsere leibseelische Gesundheit brauchen, wieder vertrauen auf die einfachen und klaren Substanzen der Natur aus Sonnenkraft und auf die eigenen Körperkräfte. Dazu dienen die Tage der Reinigung und der Schonung, die Tage der gezielten Verbesserung aller Organfunktionen, wenn wir zum Heilmittel des Säftefastens greifen, einem „Fast Food“ der besonderen Art: schnell zubereitet, schnell dem Körper zugeführt, schnell verdaut – und mit optimalem Gehalt an so genannten Vitalstoffen, die der Körper schnell und vollständig verwerten kann!

Und noch gelungener wäre diese Form der individuellen Sorge für die eigene Gesundheit, wenn sie nach und nach in eine behutsame Aufwertung der gewohnten alltäglichen Ernährung, in eine allmähliche Ernährungsumstellung einmündete.

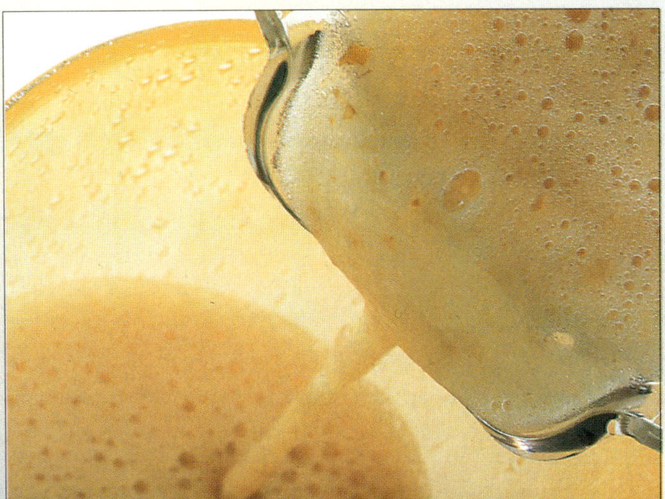

Frische Presssäfte sind vitalstoffreiches Hochenergie-Fast-Food!

Tote Nahrung – lebendige Nahrung

Weil wir von Kindheit an zu viel und das Falsche essen, ist unser Verdauungssystem nachhaltig geschädigt. Das wirkt sich auf unsere gesamte Gesundheit und das Wohlbefinden überhaupt aus. Das Immunsystem ist gestört; Allergien, Pilzerkrankungen und Infekte sind an der Tagesordnung. Mit frisch gepressten Säften können wir neue Energie auftanken und unseren Organismus von Grund auf sanieren.

Plötzlich ist es da, das zwingende Gefühl: „So geht es nicht mehr weiter! Es muss sich etwas ändern!" – Schon morgens lustlos, das Aufstehen eine Qual, das Duschen, das Anziehen – Herrichten für eine präsentable äußere Erscheinung im Büro, in der Schule, in der Praxis, im Geschäft. Dann die Anforderungen der Familie, der Kollegen, Nachbarn: „Tu dies!" – „Jetzt das!" Der Termin muss eingehalten werden! Das Finanzamt, die Bank, der Chef, die Kunden ... Es schnieft die Nase, die Augen triefen, das Herz gerät gelegentlich aus dem Takt, treppauf lässt die Puste nach – treppab klemmt das Knie!

Etwas muss sich ändern – was ist zu tun?

„Unsere moderne Zivilisation führt bei fast allen Menschen einen Zustand vor dem Ausbruch einer Krankheit herbei, der sich nur im Ausmaß unterscheidet. Man könnte ihn als Vorstufe eines Tumors bezeichnen."
Dr. med. Max Gerson

Gesünder leben, aber wie? Und vor allem: wie unter den Lebensumständen, die nun mal nicht zu ändern sind? Gesünder leben: Irgendwie weiß heute jeder, was das bedeutet – disziplinierter leben. Und den meisten ist auch klar, dass das irgendwie damit zusammenhängt, was wir tagtäglich zu uns nehmen, und zwar nicht nur „was", sondern auch „wie viel" und „wann" – zu welcher Tages- und Nachtzeit.

Kaffee, Schwarztee, Alkohol, Nikotin – bekannt ist, dass dies eigentlich „Suchtmittel" sind, ebenso, dass sie nicht gerade jünger, gesünder, schöner machen! Und dennoch – es geht kaum ohne, genauso wie es schwer ohne Mutters Sonntagsbraten geht, auch wenn man sich den nun selber machen muss. Denn man will doch bei aller Plackerei noch „was haben vom Leben", sich so verwöhnen wie eben früher „bei Muttern". Und das selbst dann, wenn gerade das auf lange Sicht betrachtet die gesundheitliche Substanz schädigt, was man sehr wohl weiß! In diesem Dauerdilemma ist es dann eines Tages so weit, dass einem völlig klar wird: Eine Entscheidung muss getroffen werden. Denn sonst geht es mit der Gesundheit noch völlig bergab, unwiderruflich!

Zum einen werden wir immer älter, zum anderen aber sind wir anscheinend eine Ansammlung von Dauerkranken. Nie gab es so hohe Ausgaben im Gesundheitswesen, nie derartig überfüllte Psychiatrien!

Der Traum von Gesundheit – ein Albtraum?

Schon die Beobachtung der vorbeieilenden Menschen in einer Hauptgeschäftsstraße zeigt, wie es um unsere Gesundheit bestellt ist. Vom Kind bis hin zum Greis sichtbar entgleiste Körperfunktionen: neurodermitisch gereizte, gefleckte und gerötete Gesichter, aufgeschwemmte Körper und Köpfe, stumpfes Haar, kalkweiße Gesichtsfarbe, glanzlose Augen. Klapperdürre Menschen mit ausgezehrten Hohlwangen und sonnen- oder nikotingeschädigter Pergamenthaut. Unnatürlich hoch aufgeschossene Teleskopgestalten, vor allem bei sehr jungen Leuten. Dazu die verschiedensten unnatürlichen Bauchkonturen. Alle Bauchtypen sind vorhanden, in die der Arzt Dr. F. X. Mayr seine zivilisationsernährten Darmpatienten eingeteilt hat. „Gas-Bäuche", „Kot-Bäuche" und „Gas-Kot-Bäuche" in allen Variationen kann man hier studieren, als ob man sich in einer Open-Air-Akademie befände!

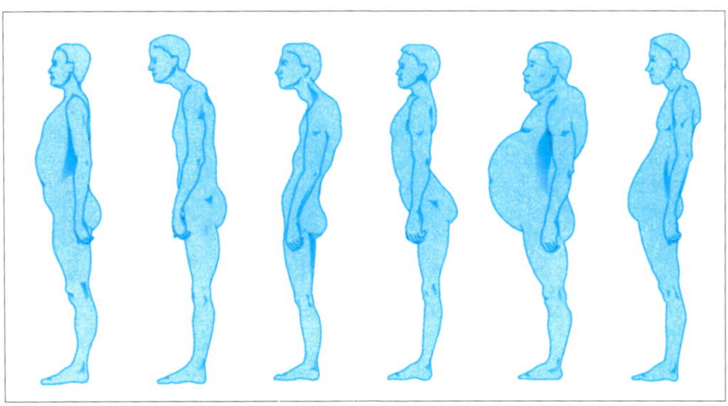

Die Bauchsilhouetten moderner Zivilisationsmenschen weisen nach F. X. Mayr auf verschiedenste Krankheitsbilder hin.

Mangelernährung trotz Überfluss

„Der Fleischkonsum hat trotz Schweinepest und Rinderwahn wieder zugenommen.“ Süddeutsche Zeitung vom 30. 12. 1998

Dass für diesen Zustand unserer gesamten Gesellschaft die Ernährung zu einem entscheidenden Teil verantwortlich ist, wird von immer mehr Fachleuten bestätigt. So musste die Deutsche Gesellschaft für Ernährung 1995 feststellen, dass trotz eines zunehmenden Interesses an Gesundheit und Ernährung der tägliche Verzehr von Obst und Gemüse noch lange nicht an die empfohlene Tagesmenge von 250 g pro Person herankommt. Demnach sind wir alle bis heute immer noch unterversorgt mit den für unsere Gesundheit notwendigen Mengen an Vitaminen, Mineralien und Spurenelementen.

Doch in dieser Statistik wird nur der Obst- und Gemüseverzehr ganz allgemein angeführt. In den hier angege-

Wir verzehren noch lange nicht die tägliche Menge an Frischgemüse und Frischobst, die für unsere Vitalstoffernährung nötig ist! Unsere mittlere tägliche Aufnahme an Obst und Gemüse macht nur 38,8–62,8 % des „Solls“ (250 g täglich = 100 %) aus.

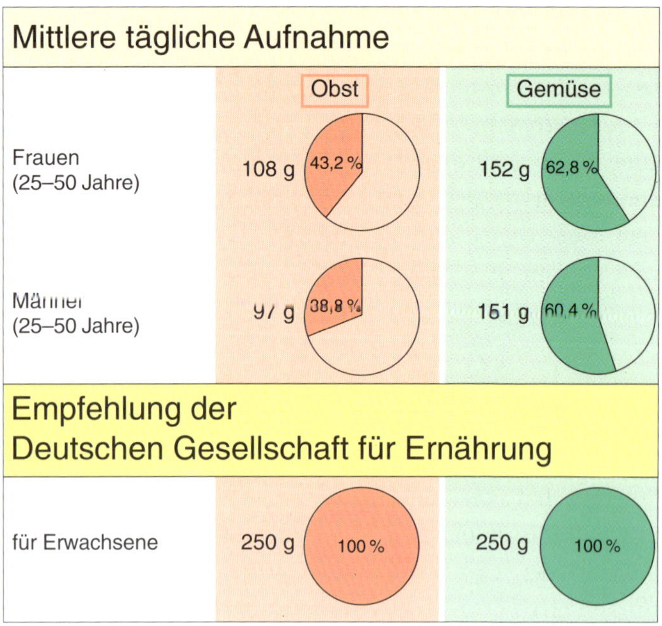

benen Mengen sind also Kompotte, selbst gemachte Marmeladen und gekochtes Gemüse genauso enthalten wie die Rohkost. Aber nur frisch und ungekocht verzehrtes Obst und Gemüse enthält die ganze Palette der Nährstoffe, die dem Organismus auf Dauer seine ausgewogene Gesundheit verleihen.

Aus dieser Ernährungsstatistik geht außerdem hervor, dass die Männer zwischen 25 und 50 Jahren deutlich weniger Obst und Gemüse essen als die Frauen, und zwar besonders wenig Obst. Ein „richtiges" Essen – insbesondere das „Männer-Essen" – besteht wohl immer noch wie zu Mutters und Großmutters Zeiten aus „ordentlich" Fleisch, Gemüse gibt es eher als Beilage, Obst wohl eher in „vergorenem" als in frischem Zustand. Aber in den vergangenen Zeiten hatten die Männer noch sehr viel mehr harte körperliche Arbeit zu leisten als heute und konnten daher auch deftigere Kost vertragen. Allerdings wurde damals Fleisch in den unteren und mittleren Schichten aus Kostengründen seltener aufgetischt.

„Unsere tägliche Mahlzeit hat einen lebensgeschichtlichen Ursprung, der unbewusst entscheidend weiterwirkt: die Mutter."
Prof. Dr. med. Michael Lukas Moeller

Alte Strukturen, alte Ernährungsgewohnheiten sind auch heute noch erstaunlich lebendig! Wir können daran deutlich erkennen, dass es ungeheuer schwer ist, eingefahrene Gleise auf diesem Gebiet zu verlassen, auch wenn vielen „das Wasser" (in diesem Fall „das Essen" und seine ungesunden Folgen) „bis zum Halse steht"!

Sind wir alle „unheilbar gesund"?

Lange schon, bevor ein chronischer Krankheitsverlauf entsteht, hat sich bei den meisten Betroffenen der Körper mit Befindlichkeitsstörungen gemeldet. Im „Normalfall" betreibt der von Störsignalen seines körperlichen Befindens Irritierte mit Standardmittelchen kurzfristige

Statt sich über die Ursachen ihrer Befindlichkeitsstörungen Gedanken zu machen, „werfen“ viele Menschen einfach ein Medikament ein, um die Symptome abzuschalten. Auf die Dauer ein gefährlicher Raubbau an unserem kostbarsten Gut – der Gesundheit!

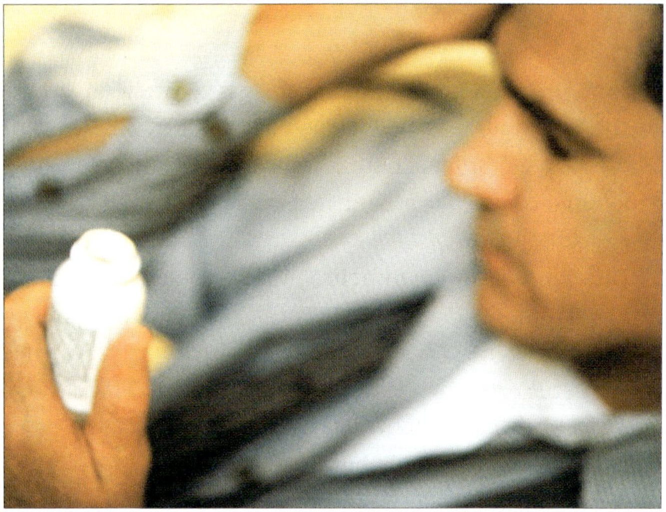

Viele glauben sich gesund und gehen ständig über die Warnsignale ihres Körpers hinweg – besonders die Männer.

Schmerz-Selbsttherapie. Wenn dann erst einmal die Schmerzsignale abgestellt sind, werden allenfalls noch als „Vorbeugung“ Vitamin-Brausetabletten oder ähnliche Hilfsmittel eingesetzt und ansonsten wird weitergemacht wie bisher. Denn er/sie ist ja „unheilbar gesund“!

„Normale“ Folge in aller Regel ist eine Riesenbelastung für die Noch-Jungen, die „Bald-nicht-mehr-ganz-Jungen“, die „Mittelalten“ und die „Älteren“. Bei den einen „frisst der Frust“ – der Abwehrpanzer wächst –, bei den anderen zehrt die Angst vor jeder „Lust“, insbesondere der Esslust. Für die Fetten wie für die Ausgezehrten gilt dann über kurz oder lang das bekannte Sprichwort: „Der Krug geht so lange zum Brunnen, bis er bricht.“ Was in die heutige Alltagswirklichkeit übersetzt heißt: „Gestern war er/sie doch noch kerngesund. Und heute plötzlich das!“ „Das“ kann dann sein: der plötzliche Darmverschluss, der plötzliche Hirn- oder Herzschlag, der plötzliche lebensbedrohende Krebs!

„Eine ständig sich ändernde unnatürliche Ernährung ruft in unserem Organismus diesen inneren vorerkrankten Zustand hervor.“
Prof. Dr. med. Siegmund

Geschäfte mit „toter“ Nahrung

Gemeinsam ist allen, denen so ein plötzliches Ende durch „degenerativ“ bedingtes Organversagen widerfährt, dass sie Opfer darstellen. Wichtige Körperfunktionen entgleisen, Zellen sind in ihren Strukturen geschädigt.

Die häufigsten Krankheits- und Todesursachen unserer heutigen Gesellschaft sind auf die Zivilisationskost zurückzuführen. Wir sterben an dem, was wir essen. Es ist „denaturierte“, wörtlich: „von der Natur abgekehrte“, also „unnatürliche“ Nahrung, die uns krank macht.

Vorsicht bei künstlich mit Vitaminen und Mineralstoffen angereicherten Industrie-Nahrungsmitteln! Packungsangaben genau prüfen!

Vor gut 150 Jahren haben in Europa und in den USA die „Geschäfte mit toter Nahrung“ angefangen. Riesige Nahrungsmittelkonzerne sind aus der industriellen Revolution hervorgegangen. In den Nahrungsmittelfabriken wird bis heute verfeinert, ausgezogen, raffiniert, pasteurisiert, ultrahocherhitzt sowie mit zahlreichen Zusatzstoffen, Aromen, Färbe- und Konservierungsmitteln „angereichert“. Ziel dieser Umverarbeitungen ist es, die Haltbarkeit der im Naturzustand schnell verderblichen Produkte zu verlängern, sie besser lagerbar und längerfristig verkaufbar zu machen.

Früher meinte man noch, dass dies der Gesundheit der Verbraucher nicht schade. Im Gegenteil, je feiner die Mehle und die Zucker, desto feiner die Waren und desto höher ihre Preise. Mit dem Fortschritt der medizinischen Wissenschaft und der Biochemie wissen wir heute, wie lebenswichtig die Feinstbestandteile in der naturbelassenen Nahrung sind: die Vitamine, Mineralien, Spurenelemente, die sonstigen bisher noch unbekannten Wirkstoffkomplexe. Wir wissen, dass bereits ein Erhitzen über 37 °C die pflanzlichen Enzyme abtötet, die den gesunden

Nahrung ist „denaturiert“, wenn ihre natürlichen Werte und Inhaltsstoffe weitgehend entfernt wurden. Der ständige Verzehr von solcher Nahrung führt in aller Regel zu Vorkrankheitsstadien, später zu chronischen Krankheiten.

Zellaufbau und viele andere lebenserhaltende Prozesse in unserem Organismus.

„Nahrungsmittel“ und „Lebensmittel“

Der berühmte Ernährungswissenschaftler Prof. Dr. Werner Kollath hat schon in den Dreißigerjahren nachgewiesen, welche Nahrung als „lebendig“ und welche als „tot“ zu gelten hat. Durch ihn kam erstmals der Begriff „Vollwert“ auf.

Nur die Nahrung, die so natürlich wie möglich belassen wird, bekommt bei ihm das Prädikat „sehr gut“ und gilt als „vollwertig“! Wird die Nahrung auf mechanische Weise zerkleinert, ansonsten aber natürlich belassen, bleibt also roh, gilt sie als „gut“. Bei Zusatz von Gärungsmitteln (ansäuernden Fermenten zur Gärung bei Kefir, Joghurt, Sauerteig, Alkoholgetränken) ist der Wert noch „befriedigend“. Nur die Nahrung mit Wertigkeit von „sehr gut“ bis „befriedigend“ ist bei Kollath lebensfördernd. Nur sie heißt daher „Lebensmittel“!

Schon seit Generationen ernähren wir uns hauptsächlich von toter Industriekost. Deshalb sind die wirklich Gesunden heute in der Minderzahl, die Schein- und Halbgesunden stellen den Normalfall dar!

Erhitzte Nahrungsmittel sind nur noch „ausreichend“ vollwertig, da die wichtigsten Lebensstoffe mit dem Kochen zerstört wurden. Konserven haben den Wert „mangelhaft“ – sie enthalten keinerlei Nahrungswert. Künstlich hergestellte, präparierte Nahrungsmittel – Margarine, Kunsthonig u. a. – fallen unter die Bewertung „ungenügend“. Diese Art von Nahrung füllt nur aus, vertreibt den Hunger, ist weitgehend wertlos und im schlimmsten Fall sogar gesundheitsschädlich. Kollath nennt sie daher „Nahrungsmittel“. Lediglich die heute sehr verbreitete Tiefkühlkost hat mit ihren besseren Qualitäten zu einer Verbesserung des „Vollwerts“ von konservierter Nahrung beigetragen. Nach den Kollath'-

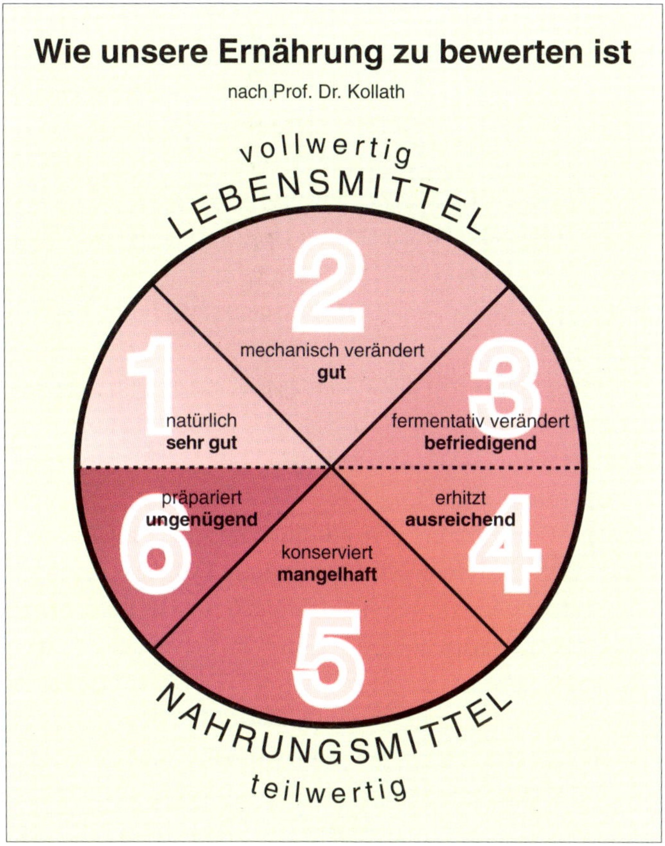

Prof. Werner Kollath nannte Lebensmittel, in denen noch Stoffwechselprozesse ablaufen, die daher noch „lebendig" sind, „vollwertig". Kunst- und Kochkost ist demnach „tot"!

schen Zensuren könnte man guter Gefrierkost – z. B. nur kurz blanchierten Gemüsen, ganzen Beerenfrüchten – ein „Gut" bis „Befriedigend" geben.

Im Zeitalter der Fünf-Minuten-Medizin ist rechtzeitige Gesundheitsfürsorge aus Eigeninitiative wichtiger denn je.

Gesundheit aus eigener Verantwortung

Ein Fall aus der Naturheilpraxis: Inga, 25 Jahre alte Erzieherin, sucht Hilfe wegen ihrer schon seit längerer Zeit auftretenden quälenden Spannungskopfschmerzen. Sie

Für die eigene Gesundheitsvorsorge Geld auszugeben, kann heute sinnvoller sein, als einen Last-Minute-Trip nach Mallorca zu buchen.

sitzt vor uns, eine sehr lieb und natürlich wirkende junge Frau, voller Pickel, aufgeschwemmt im Gesicht und am Körper, glanzlose, unglückliche Augen, stumpfe Haare, zusammengesackt, den Kopf zwischen den Schultern eingezogen. Es stellt sich bei der Befragung heraus, dass sie noch andere Beschwerden hat. In der Vergangenheit waren Zwölffingerdarmgeschwüre festgestellt worden, ein Überschuss an Magensäure, die Schilddrüse ist „aus dem Gleis“ und wurde vom Hausarzt „eingestellt“ – medikamentös. Sie ist aber auf der Suche. Sie ist es gründlich leid, immer nur einzelne Symptome kuriert zu bekommen. Sie will von uns Hinweise darauf, was mit ihr grundsätzlich „aus dem Gleis“ ist!

Inga erhält eine Ernährungsberatung für eine von tierischem Eiweiß freie Ernährung mit der Empfehlung, diese in der nächsten Zeit einzuhalten. Dann bereiten wir eine Stuhlprobe vor, nachdem wir ihr von der allgemein verbreiteten Selbstvergiftung durch den Darm – aufgrund falscher Ernährung – erzählt haben. Eine Woche später ergibt der Befund Pilze – Candida albicans – weit über dem „Normbereich“ mit dem exakten Labornachweis, dass sie bereits in den Darmwänden angesiedelt sind. Ebenso besteht eine übergroße Vermehrung von Kolibakterien im Dickdarm. Diese können außerhalb des Darmes Entzündungen verursachen, wenn sie überhand nehmen.

Nur naturbelassene Nahrung kann unseren Organismus jung und stabil erhalten, weil sie ein Höchstmaß an Wirkstoffen enthält, die wir brauchen!

Jetzt erhält Inga unsere Richtlinien für eine möglichst kohlenhydratarme „Anti-Pilz-Diät“. Sie wird auf ihre geliebten Bäckereiwaren und sonstige Süßigkeiten verzichten müssen. Aber es ist sie selbst, die das jetzt „managen“ muss! – Ein halbes Jahr später meldet Inga sich wieder bei uns an und als sie zur Tür hereinkommt, sind wir völlig perplex! Ein strahlend junger Mensch, die Haltung kerzengerade, lustig blitzende Augen, um gute 10 kg leichter – und sie weiß, was sie jetzt von uns will. Die Dickdarmspülungen, die wir ihr als Perspektive damals angeboten hatten. Jetzt will sie ihren Darm bei uns von Grund auf sanieren.

Der „Höhepunkt" der Beratung ist aber diesmal für sie die Besichtigung unserer neu eingerichteten „Saftstation" mit der magnetisierenden Pressmaschine und das Kosten des herrlich lebendig schmeckenden, dunkelroten Frischetrunks aus Möhre, Apfel, Quitte und Roter Bete. Diese Maschine steht nach der Sanierung des Darms als Nächstes auf ihrem persönlichen Gesundheitsprogramm!

Inga ist für uns ein schönes Beispiel, wie ein junger Mensch, der bereits „multimorbid" (mehrfach krank) ist, die Initiative ergreift, eine kompetente Beratung sucht und dann aber auch wirklich seine Lebensführung und Ernährung ändert, das Ruder herumreißt.

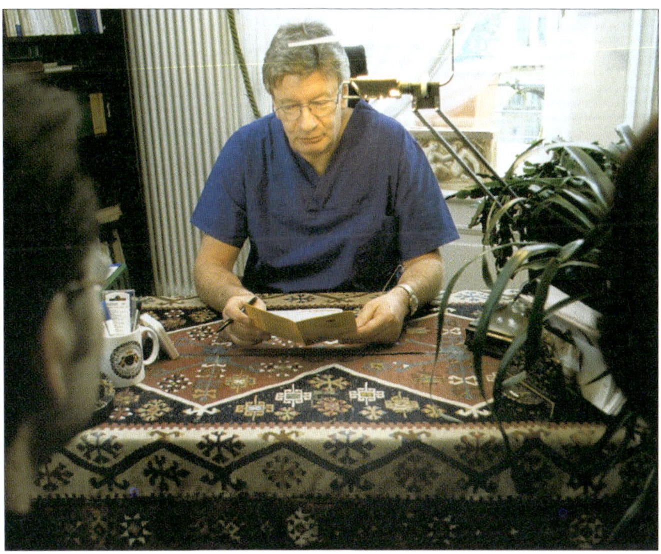

Für alle, die nach einem Ausweg suchen, gilt: Wahrheit ist etwas Persönliches und die Erkenntnis beginnt damit, dass einem das Zutrauen vermittelt wird, neu anzufangen.

Lebendige Nahrung

Jeder Mensch ist von Anfang an mit einer sehr guten Abwehr gegen alles für ihn Schädliche ausgerüstet. Die natürlicherweise vorgesehene und damit beste Art der „Heilung" ist der Einsatz der körpereigenen Selbstheilungskräfte. In allen Ecken unseres Körpers liegen „Fresszellen" auf der Lauer, um aufzuräumen mit gefährlichen Fremdeindringlingen und den unbrauchbaren und giftigen Abfall abgestorbener Zellen zu erledigen.

Damit die Zellprozesse regelgerecht verlaufen und nicht Fehler und Entgleisungen auftreten, muss ständig neu hochwertige Energie zugeführt werden – über gute Luft, viel Licht, vollwertige Nahrung.

Viele Menschen, die nicht von den Genussmitteln Nikotin, Alkohol, Koffein lassen können und außerdem zu viel, zu fett, zu süß, zu spät essen, statt sich um eine gesunde Ernährung und Lebensführung zu bemühen, können sich ihren „Übermut" nur aufgrund dieser angeborenen leistungsfähigen Immunabwehrkraft leisten. Wer noch dazu genetisch stabil ausgestattet ist, kann so über lange Jahre Schindluder mit sich und seinem Körper treiben. Das „Ende mit Schrecken" ist aber auf jeden Fall programmiert – es wird nur vorläufig ausgeblendet.

Die Gefahr einer Schwächung der körpereigenen Selbstheilungskräfte ist allerdings im modernen Leben von heute ganz allgemein gegeben. Alle, auch die Beherrschteren und Gesundheitsbewussteren, sind ja dem Stress, der Hektik sowie den Umweltbelastungen in der Luft und in der Nahrung ausgeliefert!

Für mehr Gesundheit – und damit mehr Energiereserven, eine bessere Lebensqualität und ein Plus an freudig erlebter Lebenszeit – kann der Einzelne sorgen, indem er in seinen Jahreslauf regelmäßig Phasen größerer Enthaltsamkeit einbaut: so genannte Fastenphasen. Dabei kann er mit der gezielten Zufuhr von Frischsäften einen außergewöhnlichen Gesundheitserfolg erzielen.

Warum Frischsäfte?

Frischsäfte aus Früchten und Gemüsen stellen eine ganz besonders effektive Hilfe für unser gesundes „Überleben“ dar! Sie sind sozusagen „Zell-Energiestöße“ in flüssiger Form – im wortwörtlichen Sinne Fast Food, also „Schnell-Zufuhr“! Denn die vielfältigen Vitalstoffe von frischen, am besten völlig ungelagerten Früchten und Gemüsen sind noch so lebendig, dass sie uns wirklich optimal ernähren können.

Richtig gepresster Frischsaft enthält erstaunlich viele feine Faserstoffe – genug, um die nützlichen Darmmikroben zu füttern, die für uns u. a. Vitamine produzieren!

Und nur diese sind es, die unseren Körperzellen die nötigen Energien zuführen können und uns jung und gesund erhalten.

Die Aktivität des Pflanzen-Stoffwechsels, der so genannten Photosynthese, bei der die Nährstoffe aus Boden und Sonnenlicht zum „Pflanzen-Blutsaft“ Chlorophyll umgewandelt werden, ist auch dann noch eine ganze Zeit lang aktiv, wenn die Pflanze oder die Frucht abgetrennt ist von Wurzel bzw. Stamm.

Alles, was lebt – Mensch, Tier, Pflanze –, hat in sich feinste elektrische Spannungen und Felder. Und unsere Nahrungszufuhr baut nur dann optimal unsere Zellen neu auf und erhält auch die bestehenden Zellen nur dann optimal, wenn wir täglich solche Nahrung aufnehmen, die lebendig ist und diese Lebens-Elektrizität ausstrahlt. Insofern könnte diese lebendige Nahrung auch aus Fleisch bestehen. Das dürfte dann aber nicht tagelang abgehangen und damit ein totes Nahrungsmittel sein.

Nährstoff- und Verdauungschance Frischsaft

Saftgegner der Ernährungsszene mahnen besonders an, den Säften fehlten gegenüber den ganzen Gemüsen

„Die Wirksamkeit der Säfte liegt in der Tatsache begründet, dass nach der Trennung der Vitalstoffe und des Wassers von den Fasern die flüssige Nahrung besonders schnell verdaut wird.“
Dr. Norman Walker

und Früchten die Ballaststoffe: die festeren Bestandteile der ursprünglichen Produkte, die Schalen, die stabileren Fasern. Diese Bestandteile werden beim ganz verzehrten Obst und Gemüse erst durch den Verdauungsapparat aufgeschlossen und klein gemacht. Sie wandern dann als eine Art Kehrbesen durch den Darm und werden vom Dickdarm noch völlig ausgewertet, nachverdaut. Zuletzt wird dann das für den Körper völlig unbrauchbare, mit Giftstoffen angereicherte Restmaterial aus dem Körper ausgeschieden.

Alles das geschieht aber nur dann, wenn die ganze Verdauung noch intakt ist. Dies ist bei den meisten Menschen heutzutage nicht der Fall. Daher haben sich auch viele Körner- und Rohkostfans enttäuscht wieder der üblichen Kochkost zugewandt. Ihre Blähungen – massive Fäulnis- und Gärungsvorgänge im Darmtrakt – hörten einfach nicht auf!

Bei den Presssäften entfallen diese allzu starken Anforderungen an den Verdauungsapparat und ihre unguten Folgen weitgehend. Allerdings sprechen wir von guten, frisch gepressten Säften und nicht von Säften allgemein. Im Unterschied zu den meisten Fabriksäften enthalten gerade die langsam gepressten Säfte noch sehr viele der nützlichen Faserstoffe – die meisten in der Schaumkrone, die sich beim Entsaften bildet.

Besonders bekömmlich sind die Frischsäfte, wenn sie kurz vor dem Trinken mit ein wenig kaltgepresstem erstklassigem Olivenöl emulgiert werden: ein halber Teelöffel Öl auf ein Glas Saft, dann ein zweites Glas bereitstellen und den Saft mit dem Öl fünfmal sanft von einem Glas ins andere schütten.

Ein weiteres Argument für die Presssäfte ist ihre relative Schadstofffreiheit. Es ist anhand von gründlichen Untersuchungen bewiesen worden, dass 70–80 % der unvermeidlichen Schadstoffe – auch Demeter-Produkte nehmen sie über Luft und Wasser auf – beim Saften im Trester verbleiben.

Nicht zuletzt ermöglichen die Frischsäfte auf schnelle und elegante Weise gerade denjenigen eine ausreichende

Frisch-Nährstoffzufuhr, die sonst niemals ihre 250 g Gemüse und Obst pro Tag zu sich nehmen würden, wie sie uns als Tagesverbrauch von der Deutschen Gesellschaft für Ernährung empfohlen wurden! Manche, die Rote Bete oder Möhren gar nicht gerne essen, sind sehr erstaunt über deren Köstlichkeit, wenn sie die daraus gemachten Presssäfte trinken!

Bei Produkten aus kontrolliert-ökologischem oder biologisch-dynamischem Anbau kann Trester noch gut weiterverwendet werden: für Gebäcke, als Auflage für heilende Wickel beim Kohl oder zum gesunden Kompostieren.

Frischer Presssaft – der Energietank!

Das große Plus bei der Safternährung besteht darin, dass sie die Verdauungskraft wenig beansprucht und dadurch zusätzliche Energie freisetzt. Denn im Unterschied zur Normalkost wird bei der Safternährung der Anteil an Energie eingespart, der sonst für die angestrengtere Verdauungstätigkeit abgezogen würde. Da sie „lebendig" ist, gibt sie auch Leben. Sie ermüdet nicht, was beim Verzehr von toter Nahrung so deutlich der Fall ist!

Gleichzeitig zu dieser sehr lebendigen Energiezufuhr erhalten die Körperzellen aufgrund der Lebendigkeit dieser wahren „Lichtnahrung" auf dem kürzesten Wege ein ganzes Arsenal an Vitaminen, Mineralstoffen, Spurenelementen, Aminosäuren und sonstigen Pflanzenwirkstoffen. Damit ist unser Stoffwechsel in der Lage, auf die bestmögliche Weise für einen längeren Erhalt der bestehenden Zellen zu sorgen, neue Zellen auf- und abgestorbene Zellen abzubauen. Zusätzlich gewährleisten die hoch aktiven Wirkstoffe der Säfte, dass bei diesen Vorgängen in den Zellen keine Fehler unterlaufen und Zell-Entartungen entweder nicht vorkommen oder prompt korrigiert werden.

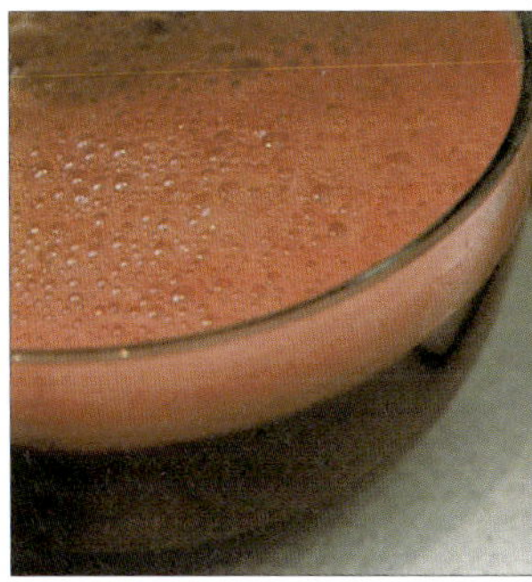

Die meisten Faserstoffe sind in der Schaumkrone enthalten, die sich beim Entsaften bildet.

Die so genannte „Immunabwehr" wird gestärkt, Infekte gibt es bald gar nicht mehr oder sie werden viel schneller bewältigt als früher. Getrübte und verfleckte Problemhaut klart auf, die Augen strahlen, Tränensäcke, Schwellungen und überflüssige Fettpolster verschwinden, ohne dass der Körper ausgezehrt wird! Er ist schlank und schön gemäß seinen von Natur aus angelegten Maßen, seinem individuellen Körperbau.

Frische Säfte als Jungbrunnen

Wer über längere Jahre seine Ernährung auf Frischsäftezufuhr umgestellt hat, wird jünger und bleibt jünger! Paradebeispiel dafür ist Dr. med. Norman Walker, die „Galionsfigur" der „Fit-for-Life"-Bewegung. Er erreichte bei bester geistiger und körperlicher Gesundheit ein Lebensalter von 116 Jahren, schrieb mit 113 noch sein letztes Buch, radelte, bearbeitete bis zuletzt seinen Garten – und starb nicht am Alter, sondern infolge eines Unfalls!

„Säfte sind flüssige Lebensmittel, die reines, organisches Wasser bester Qualität enthalten."
Dr. Norman Walker

Walker führte den auffallenden Verjüngungseffekt in erster Linie darauf zurück, dass mit diesen Säften dem Körper bestes organisches Wasser zugeführt wird. Die magnetische Lebendigkeit dieses Wassers füllt die Flüssigkeitsdepots des Körpers so auf, dass der natürliche Austrocknungsprozess im Laufe der Jahre aufgehalten wird. Das Altern wird herausgezögert – man bleibt länger jung.

Natürlicher Fruchtzucker in flüssiger Form dreht die Ebene des polarisierten Lichts nach rechts und ist damit biologisch-organisch!

Dafür gibt es eine biophysikalische Erklärung: Studien haben nachgewiesen, dass die elektromagnetischen Felder in belebtem Wasser und in lebendigen Pflanzenprodukten eine Rechtsdrehung haben, während im Körper abgelagerte giftige Schlacken linksdrehend sind. Linksdrehung blockiert die Ausscheidung der schädlichen Stoffe, während die Rechtsdrehung die Ausscheidung anregt. Deshalb sind die frischen Presssäfte nicht nur zum Zellaufbau hervorragend geeignet, sondern befreien unseren Körper auch von Schlackenstoffen und Giften.

Fasten- und Reinigungskuren können zusammen mit den Frischsäften ohne Risiken auch über längere Zeiträume durchgeführt werden, weil der Körper auch in diesen Zeiten der reduzierten Kost nicht mangelernährt ist. Allerdings sind einige leicht zu überblickende, aber doch wichtige Regeln dabei streng einzuhalten, damit der Erfolg unbeeinträchtigt bleibt.

Wo finde ich unbelastete und frische Produkte?

Wer seine Ernährung auf vermehrte Frischkost aus Gemüsen, Früchten und Kräutern umstellen will, hat anfangs viel damit zu tun, Einkaufsmöglichkeiten für unbelastete und wirklich frische Ware herauszufinden. Es ist nämlich heute gar nicht so einfach, der allgemeinen Vergiftung zu entgehen.

Das Monitoring-Programm der EU hat 1998 bei 41 000 Proben von Obst und Gemüse, die auf Rückstände von Schädlingsbekämpfungsmitteln untersucht wurden, festgestellt, dass 40 % davon welche enthielten. Volle 3 % davon hatten die zulässigen Grenzwerte überschritten, d. h., sie waren in hohem Grade Krebs fördernd.

Innerhalb der EU werden mehr als 800 unterschiedliche Pestizide eingesetzt.

Also auf in die Bioläden, von denen es heute zum Glück immer mehr gibt, und nicht nur in den großen Städten. Prospekte und Annoncen studieren, anfaxen, antelefonieren, hinschreiben, ordern, ausprobieren! Dabei auf die organisch-dynamisch bzw. biologisch-dynamisch arbeitenden Landwirtschafts-Kooperativen „Demeter“ und „Bioland“ achten! Diese garantieren, dass ihre Obst- und Gemüseprodukte ungespritzt, auf natürlich kulti-

Besonders hoch ist die Belastung beim Kopfsalat! Treibhaussalat ist wegen des hohen Nitratgehalts zu meiden!

viertem Boden und mit natürlicher Kompostierung gewachsen sind. Ihre Milchprodukte, Eier und Fleisch entstammen einer natürlichen Tierhaltung. Sie werden von ihren übergeordneten Einrichtungen laufend untersucht.

Der Jahreszeiten-Korb

Lernen Sie, mit dem Jahresrhythmus der Pflanzen im natürlichen Zyklus von Licht und Wärme mitzuschwingen!

Besonders angenehm ist ein Jahreszeiten-Obst- und Gemüsekorb, den immer mehr Bio-Bauern für wöchentliche Selbstabholer als Dauerabonnenten zusammenstellen. Damit ist eine Ernährung mit natürlich ausgereifter, baum- und ackerfrischer Ware im Rhythmus der Jahreszeiten gewährleistet. Die Verbraucher können sich so ohne langes eigenes Nachdenken wieder an die natürlichen Abläufe des Erntejahres gewöhnen. Die frischen Presssäfte sind dann schon ganz automatisch in diesen Jahresablauf eingebettet und haben die volle Wertigkeit der natürlich gereiften Gemüse und Früchte.

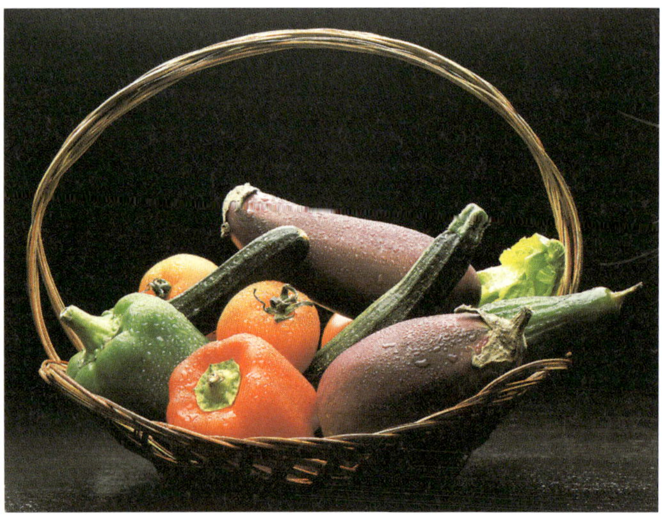

Es macht Mühe, aber es lohnt sich, nur noch qualitativ hochwertige, echte „Lebens-Mittel“ zu verwenden.

Man kann auch bei Freunden und Verwandten nachfragen, die einen Hobby-Gemüse- und Obstgarten haben und bei reicher Ernte etwas abgeben wollen. Und schließlich könnte sich für etliche die Überlegung anbieten, selbst ein Stück ihres eigenen Gartens für Gemüse- und Obstanbau und organische Kompostierung abzuzweigen.

Vorsicht Fabriksäfte!

Die Zeitungen haben erst vor kurzem die Nachricht durchgegeben, dass die Deutschen Weltmeister im Safttrinken seien. 1996 wurden pro Kopf knapp 42 Liter Fruchtsaft und -nektar getrunken. Platz eins unter den Säften: Apfelsaft.

Soll das nun heißen, dass die Deutschen bereits um Längen gesundheitsbewusster sind als die Bewohner anderer Länder? Dann müssten sie doch entsprechend gesünder sein, wenn es stimmt, dass Säfte tatsächlich so gesund machen! Die raue Wirklichkeit sieht leider mal wieder ganz anders aus.

Die riesigen Apfelmengen, die zum Keltern in die Großmostereien gebracht werden, pflegen erst einmal einige Tage munter vor sich hin zu gären und zu faulen. Tut nichts zur Sache: Es wird ja sowieso alles „keimfrei" gemacht. Weil aber inzwischen bekannt ist, dass der Verbraucher „naturtrüb" oder „biologisch" behandelte Säfte bevorzugt, wird nur so kurz wie möglich erhitzt (pasteurisiert). Das bedeutet dann ein kürzeres Erhitzen in Bruchteilen einer Minute auf 70–75 °C. Damit ist der Saft nur „keimfrei", wenn die Früchte in einwandfreiem Zustand waren. Das sind sie in aller Regel nur bei den Demeter-Keltereien und solchen von ähnlich anerkannter Qualität. Die viel preisgünstigere Massenware der

Louis Pasteur (1822 bis 1895) begründete die Mikrobiologie. Er wies nach, dass schädliche Bakterien bei einer kürzeren Erhitzung auf 80 °C oder bei dreißigminütiger Erhitzung auf 65 °C vernichtet werden. Sein Verfahren ist das nach ihm benannte „Pasteurisieren", das allerdings auch nützliche Mikroben in Lebensmitteln vernichtet.

Großkeltereien ist ständig in Gefahr, von Bakterien verseucht zu sein. Der Käufer merkt es dann, wenn er von diesen Apfelsäften Durchfall bekommt.

Problematisch können auch in Tetraedern aus Kunststoffen abgepackte Säfte sein. Unserer Meinung nach können Verpackungen Giftstoffe in die Säfte abgeben.

Fabriksäfte, auch solche von regionalen Großmostereien, sind als „Lebens-Mittel" im Sinne des Vollwerts nach Kollath nicht zu empfehlen. Sie eignen sich überhaupt nicht für eine Säfte-Fasten-Kur.

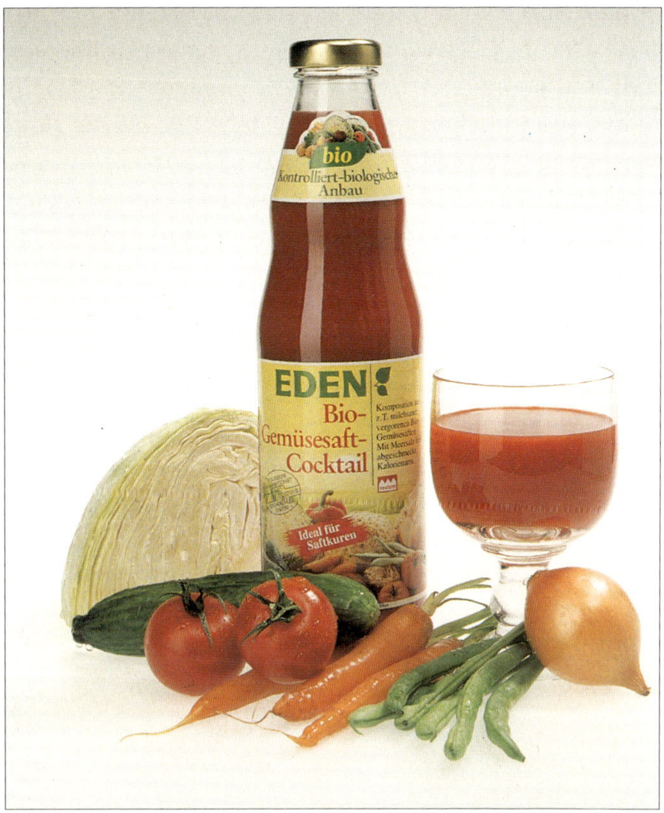

Fertigsäfte sollte man nur von Demeter-Firmen oder Reformfirmen wie Eden oder Schneekoppe kaufen.

Empfehlenswerte Fertigsäfte

Stattdessen sollten diejenigen, die aufgrund ihrer Überbeschäftigung mit der täglichen Herstellung eigener Frischsäfte überfordert sind, auf die gesichert wertvollen Fertigsäfte der Reform- und Naturkostläden zurückgreifen. Die Demeter-Firmen „Beutelsbacher" und „Voelkel", die Reformfirmen „Eden" und „Schneekoppe" haben sehr gute, fruchtige Vollsäfte, die akzeptable Kompromisslösungen für die beruflich und/oder familiär allzu belasteten Säfteliebhaber und Säftefaster darstellen.

Eine Anregung aus eigener Erfahrung hierzu: Die Firma Biotta in Tägerwilen, dem schweizerischen Teil der Bodensee-Stadt Konstanz, hat ganz besonders naturkräftige und geschmacklich volle Säfte, darunter den berühmten „Breuß-Gemüsesaft" auf Rote-Bete-Grundlage. Diese Säfte sind ohne jede Erhitzung nach einem speziellen Verfahren auf Süßmolke aufgebracht und haltbar gemacht worden. Damit haben diese Säfte noch die wichtigen Enzyme, die ab einer Temperatur von 37 °C unfehlbar „sterben" und daher sonst nur in den ganz frischen, selbst gepressten Säften erhalten sind.

Enzyme sind so genannte „Biokatalysatoren" – Beschleuniger der biologischen Lebensvorgänge! Ohne sie wäre kein Leben möglich. Sie enthalten magnetische und kosmische Energie und regeln alle Auf- und Abbauvorgänge in lebenden Organismen. Bisher sind uns über 2500 Enzyme bekannt.

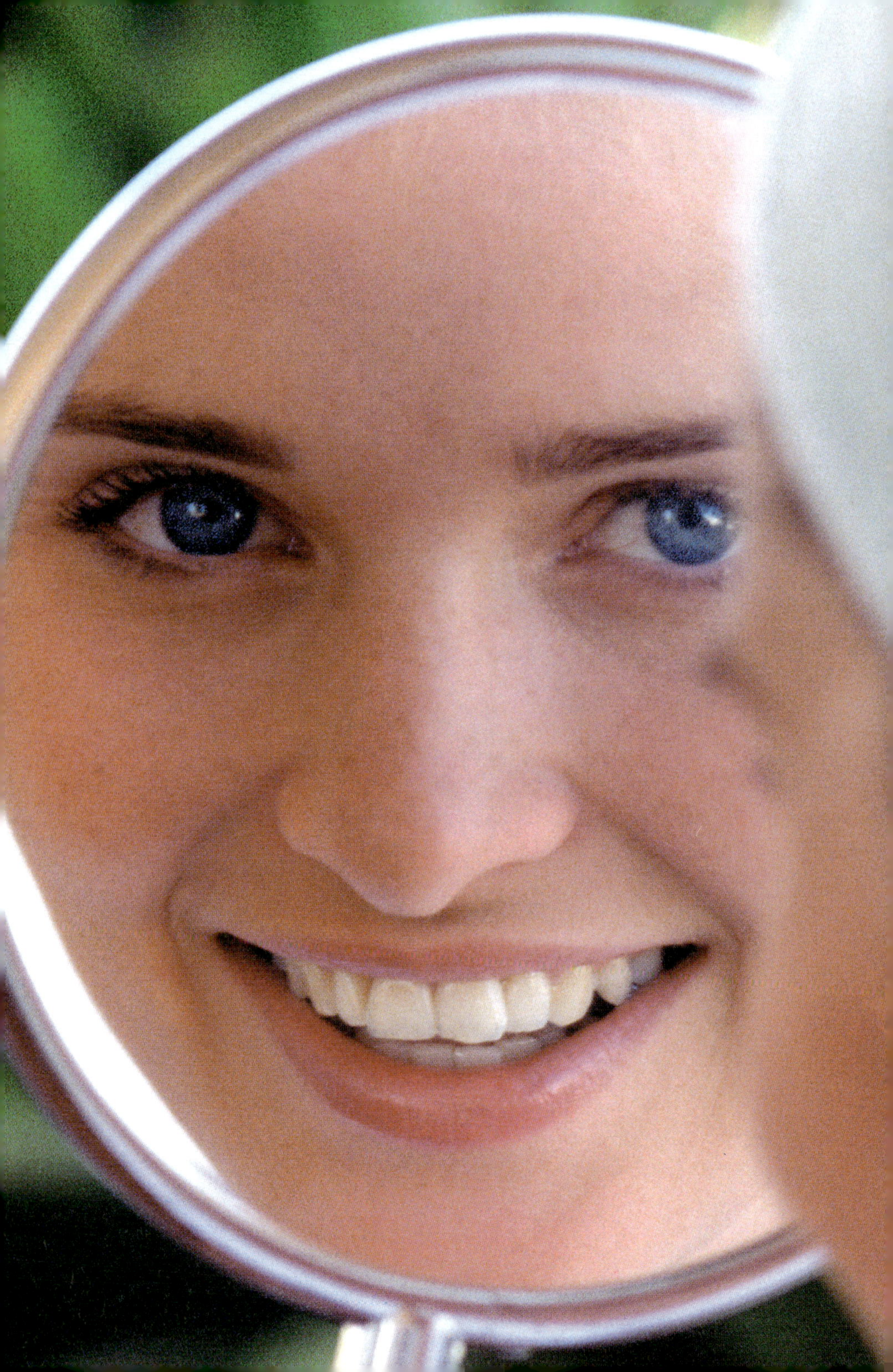

Schönheit von außen – Immun-Fitness von innen

Eine gründliche Sanierung des Darms hilft nicht nur der Gesundheit, sondern sorgt auch für die richtige Körperhaltung, eine gesunde Gesichtsfarbe, straffe Haut und glänzende Haare. Man fühlt sich wieder fit, leistungsfähig und wie neugeboren.

Schönheit und Gesundheit durch ein regeneriertes Verdauungssystem

„Dass wir im Gesicht eines Menschen, in seinem Aussehen ein Messinstrument haben, um seinen Gesundheitszustand, die Güte seiner Ernährung zu messen, ist eine altbekannte Sache.“
F. X. Mayr

Sowohl F. X. Mayr als auch Norman Walker haben immer wieder ausführlich beschrieben, wie mit einer Säuberung des Körpers „von innen“ – nämlich über das Verdauungs- und Ausscheidungssystem – eine ganz erhebliche äußere Verjüngung und Verschönerung einhergeht!

Der seine Patienten sehr genau beobachtende Kurarzt Dr. F. X. Mayr beschrieb schon vor 80 Jahren als Ergebnis einer solchen „Von-Grund-auf-Kur“:

- Schöne, straffe Gesichtshaut, mit rosiger Färbung wie frisch gewaschen; die Falten haben sich aufgeklappt, sie sind viel flacher geworden; lang gezogene „Rechteck-Gesichter“ werden voller und runder, weil die herabgesunkenen Backentaschen sich straffen; „Vollmond-Gesichter“ ziehen sich ins Ovale, weil das Kinn wieder einen klaren Umriss erhält.
- Insgesamt wird das Gesicht kleiner, besitzt festere Konturen; Doppelkinne verschwinden, der Hals wird länger und straffer; die Nase verkürzt und verkleinert sich, herabgezogene Mundwinkel gehen nach oben, der Mund wird damit gerader; allzu wulstige Unterlippen verschmälern sich, hochgezogene Oberlippen gehen wieder über die Zähne, der Mund bleibt sanft geschlossen.
- Der gesenkte Kopf hebt sich, die Augen glänzen wieder, die Haare sind dichter, elastischer, satter in der Farbe, sie erhalten frischen Glanz und natürliche Schmiegsamkeit, weil die Hautspannung auch auf dem Kopf straffer geworden ist; auch die Nägel sind glatter, rosiger, weniger brüchig.

- Die gesamte Körperhaltung wird aufrechter, ohne die „Leibweh-Biegung“ nach vorne oder das „Bauch-Halte-Hohlkreuz“ nach hinten.
- Der Bauch ist so klein, dass ihn eine gespreizte Männerhand überdecken kann! Er hat nirgendwo druckempfindliche Stellen und ist so weich, dass ein Untersuchender beim Liegenden die vordere Bauchwand mit der Hand bis zur Hinterwand eindrücken kann; herabhängende Querdärme sind wieder an ihren natürlichen Platz oberhalb der Bauchnabel-Linie zurückgekehrt, der Bauch hängt nicht mehr durch, die Dünndarmmasse direkt unterhalb des Nabels ist so klein geworden, dass sie eine Hohlhand leicht von außen umfasst.

„Ein Mensch ist nicht so gesund und wohlernährt, wie er sein könnte, wenn dessen Gesichtshaut sich nicht selbst so gründlich zu reinigen vermag, dass das Gesicht auch ungewaschen stets rein, rosig, wie frisch gewaschen aussieht.“

F. X. Mayr

Insgesamt bewirkt beim gesäuberten und kurmäßig neu aufgebauten Organismus die natürliche Selbstreinigungskraft des Körpers Gesundheit vom Kopf bis in die Zehen! Völlig unabhängig von irgendwelchen „Trend-Schönheitsidealen“ gewinnt jeder Mensch durch eine solche Erneuerung seine individuelle Schönheit – nach den Proportionen, die er von Geburt an mitbekommen hat.

Doch vor den Gesundheitserfolg durch Frischkost haben die Götter die Reinigung des verschmutzten Darmes gesetzt! Das bedeutet, dass eine gute Darmreinigung und ein solider Darmaufbau über mehrere Monate – in manchen Fällen noch länger – unerlässlich ist.

Keine Rohkost in eine Jauchegrube!

Frische Rohkost – auch in schonender flüssiger Form – verursacht merkliche Blähungen. Oder es gibt anfangs unbemerkt – vor allem an den großen Stauungsecken vom

Übergang des Dünndarms in den Dickdarm – Fäulnisstaus, regelrechte „Jauchegruben". Und einige Zeit nach der Rohkostmahlzeit gehen sehr übel riechende Gase aus dem Darm ab.

An diese Stauecken lagern sich in Jahrzehnten des Lebens immer mehr alte Schlick- und Faulmassen an, die wegen der starken Krümmungen nicht mehr abtransportiert werden konnten. Bei schwer verschlackten Därmen in höherem Lebensalter sind nicht nur die Dickdarmtaschen gefüllt und mächtig geweitet. Sogar der glatte Dünndarm ist dann von innen mit einer Faulschlick-Tapete überzogen.

Es ist immer wieder erstaunlich, welche Faulschlamm-Massen sich bereits in relativ jungen Därmen befinden.

Diese alten Faulmassen sind im Laufe der Zeit kompakt und schwarzgrün geworden. Sie sind vergleichbar mit der Festigkeit von Amalgamplomben in Zahnlöchern und enthalten scharfe Zellgifte, die sich bei der Loslösung und Reinigung in einer Fastenphase bemerkbar machen. Wenn sie nicht gebunden und ausgeleitet werden, können sie die gefürchteten „Fastenkrisen" hervorrufen, mit grausamem Kopfweh, Muskel- und Gliederschmerzen und anderen Symptomen unangenehmer Art.

Es ist deshalb ganz wichtig, vor dem „Säftefasten" den Darm intensiv zu reinigen:

- um weitere Gärung und Fäulnis zu beenden und die alten Schlacken abzutransportieren und
- um die optimale Verwertung der guten Nährstoffe aus der Frischekost zu sichern.

Darmverschmutzung als Normalfall?

In unserer Umgangskultur gilt immer noch die Parole: „Über Verdauung spricht man nicht!" Deshalb gehen auch die Mediziner – manche Heilpraktiker genauso – schnell von der „Stuhlfrage" zum „Eigentlichen" über. Gerade bei dieser etwas peinlichen Frage liegt aber der Hund begraben!

Denn kaum jemand hat noch die wirklich gesunde, prompte Darmentleerung, die nach jeder Mahlzeit eintreten sollte, den wirklich gesunden Darm, der nach unten weitergibt, was oben draufkommt.

Es ist so, dass das Fassungsvermögen eines heutigen „normalen" Erwachsenendarms gewaltig sein muss. Denn bei unseren üppigen Abfütterungsritualen mindestens dreimal täglich – plus zusätzlichen „ambulanten" Notversorgungen für die Essenspausen – sammeln sich tagelang die Verdauungsreste kolossaler Essensmengen im Darm an. Ein gesundes Hungergefühl zwischen den Mahlzeiten kennen wir nur noch ganz ausnahmsweise, wenn wir mal gerade unterwegs sind, keinen Proviant dabeihaben und nicht gleich den Hunger stillen können. Dabei brauchen unsere Körper diese Wohlstandsmengen überhaupt nicht.

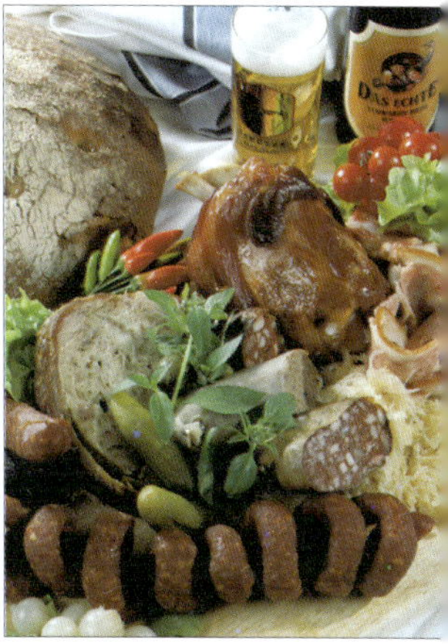

Ein harte Probe, selbst für den stärksten Männerdarm!

Babynahrung Kuhmilch – Schicksalsschlag fürs ganze Leben

Die allgemeine Scheingesundheit verdeckt eine „allgemeine Darmerweiterung" samt ihren Folgen.

Seit mehr als hundert Jahren ist der Ernährungsmedizin bekannt, wie hoch die Tagesmenge an frischem Stuhl vom einmonatigen Säugling bis zum Erwachsenenalter durchschnittlich ist. So hat das zwei- bis dreimonatige Muttermilch-Baby eine Tagesmenge von 6,5 g, das Kuhmilch-Baby eine Menge von 51,6 g täglich an frischem Stuhl – fast das Achtfache! Der mischkosternährte Erwachsene hat 131 g – etwas mehr als doppelt so viel wie der dreimonatige Winzling!

Durch die gesteigerten Stuhlmassen bei Kuhmilchnahrung erleidet das kleine Kind bereits eine Darmerweiterung mit der Anlage zu Darmträgheit.

Das bedeutet, dass die meisten von uns schon als kleine Babys nach dem Abstillen tagtäglich mit einer widernatürlich großen Kotmenge fertig werden mussten! Die kleinen Gedärme haben sich damit zwangsläufig enorm erweitert! Spätere Lageveränderungen der beweglichen Teile des Dünn- und Dickdarms wurden damals schon eingeleitet!

Niemals wurde daraus der richtige Schluss gezogen! Die an Tausenden von Patienten festgestellten Darmdeformierungen und ihre daher rührende Dauerverschmutzung ist in allen Industrieländern westlicher Prägung auf die übliche Kuhmilchernährung des abgestillten Säuglings zurückzuführen.

J. Schulze untersuchte 1992 die Besiedlung des Verdauungstraktes mit Mikroben (Kleinbakterien) in den verschiedenen Lebensaltern des Menschen. Dabei stellte er fest, dass der mit Kuhmilch ernährte Säugling eine Mikrobenzusammensetzung im Darm hat, die der beim alten Erwachsenen völlig ähnlich ist. Die gesundheitsförderlichen Milchsäurebakterien sind bei Babynahrung auf Kuhmilchbasis sehr wenig vorhanden, umso mehr ihre Fäulnis erregenden Kollegen!

Der Stuhl ist damit wesentlich fester und der Durchlauf durch den Darm erfolgt deutlich langsamer als beim Muttermilchkind. Die lebenslängliche Zivilisationskrankheit „Darmträgheit“ beginnt damit! Ebenso die lebenslange „Selbstvergiftung durch den Darm“, bei der faulende Darmreste in den unnatürlich abgeknickten Kurven und Darmtaschen abgelagert werden und ihre Gifte durch die Darmwände in den Blutkreislauf gelangen!

Babynahrung auf Kuhmilchbasis bringt mehr Fäulniserreger und hat zu wenig Milchsäure-Bakterien.

Noch dazu hat die Milchernährung von ganz klein an wohl maßgeblich zu dem abnormen Längenwachstum der Kinder und Jugendlichen beigetragen. Denn der Ei-

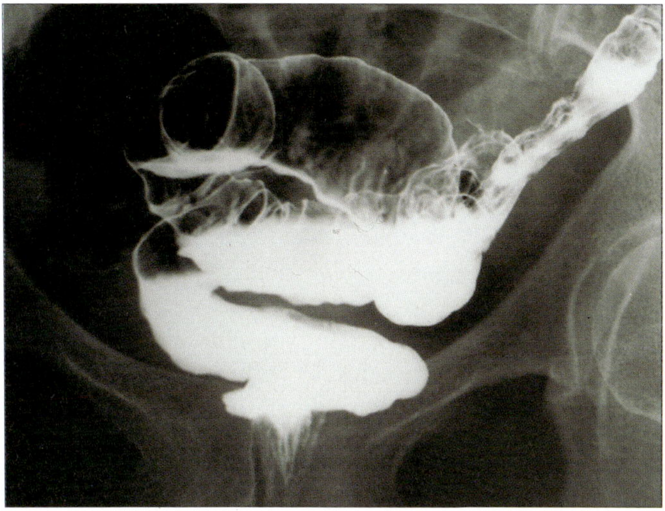

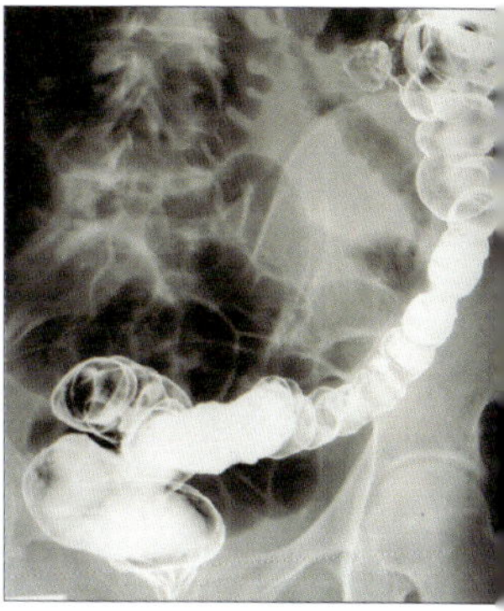

Schwer gestörter und verlängerter Darm durch langjährige Ablagerungen im Dickdarm. Verlängerung des Querkolons und des absteigenden Kolons. Der Organismus versucht hier, durch Wachstum den Verlust an Funktionsfläche zu kompensieren. Teilweise Überblähung durch toxinbedingten Verlust der Wandspannung mit teils erheblichen Verengungen des Darm-Innendurchmessers. Die 61-jährige Patientin leidet seit ca. 2 Jahren an plötzlichen, explosionsartigen Stühlen.

weißanteil in Kuhmilch ist mehr als doppelt so hoch wie in der Muttermilch. Das übermäßige Längenwachstum aber hat viele gesundheitliche Störungen schon in sehr jungen Jahren mit sich gebracht.

Außerdem macht eine Saft-Zusatzernährung und die Intensivernährung in Phasen eines „erweiterten Fastens" mit frischen Presssäften eine „Osteoporosevorbeugung" mit dem angeblich so wertvollen Kalzium bei sowieso meist erhitzter Milch völlig überflüssig und enthält nicht deren Schädigungspotenzial!

Möglichkeiten der Darmreinigung

Je nach Umständen, Geldbeutel und Planung kann die Reinigung des Darmes von jedem selbst oder aber mithilfe eines Therapeuten durchgeführt werden. Aber auch wenn Sie sich dazu entschließen, einen Therapeuten aufzusuchen, ist es gut, wenn Sie sich daran gewöhnen, notfalls selbst mit Ihrer regelmäßigen und notwendigen Reinigung zurechtzukommen. Dies ist eine große Erleichterung auf der Reise oder wenn sich ein akuter Infekt anbahnt und auch, wenn eine allzu verlockende Einladung zu einem Festmenü am Tag danach einen Ess-Kater verursacht hat oder wenn Ihr Colontherapeut Ihnen nicht sofort Termine anbieten kann und Sie mit einer Fastenphase beginnen möchten.

Wie bereite ich mir selbst eine Darmreinigung?

Der Einlauf – Die einfachste, leicht selbst zu machende Reinigung des Verdauungstraktes erfolgt mit dem Einlauf mithilfe eines so genannten Irrigators vom Sanitätshaus. Er besteht aus dem Wassergefäß plus dem Schlauch mit einem Darmrohr, das eingefettet und in den After eingeführt wird. Der Einlauf kann dann in seitlich liegender oder in kniender Stellung durchgeführt werden. Die kniende Stellung ist besser, weil infolge der Schwerkraft der Durchfluss durch den gesamten Dickdarm mit seinen Kurven besser klappt.

Dabei fließt ca. ein Liter körperwarmes Wasser durch den Schlauch und den After in den unteren Darmabschnitt. Je höher dabei das Wassergefäß angebracht ist, desto schneller erfolgt der Zufluss. Je länger man nach dem Einfließen des Wassers dieses bei sich behalten kann, desto ergiebiger ist die folgende, mit mehreren kolikartigen Eruptionen erfolgende Ausräumung des Dickdarms. Da sich zwischen Dickdarm und Dünndarm eine Klappe befindet, kann kein Wasser in den Dünndarm kommen. Allerdings erhält der Dünndarm durch die Entleerung des Dickdarms einen Anreiz, sich seinerseits zu entleeren.

„Ich halte eine regelmäßige und genaue Untersuchung der Bauchorgane auch dann noch für unsere Pflicht, wenn keinerlei Klagen diesbezüglich vorliegen, weil die Organe der Bauchhöhle im Allgemeinen und die Gedärme im Besonderen in den ersten Stadien der Erkrankung häufig kaum irgendwelche charakteristische subjektive Erscheinungen zeigen."
F. X. Mayr

Regeln für den Einlauf

- Wasser handwarm – zusatzfrei oder mit durchgesiebtem Saft von 1–2 Zitronen.
- Rektalrohr am Schlauch mit einer reizlosen Glyzerincreme gleitfähig machen.
- Beim Einführen in den After Knielage einnehmen, Kopf auf ein Handtuch legen – Wasser fließt so in alle Teile des Dickdarms.
- Das Wasser möglichst lange im Darm halten (ca. 10 Minuten), eventuell den Einlauf wiederholen.

N. Walker empfiehlt für den einfachen Einlauf die Zugabe von etwas Zitronensaft, um damit die starken Gifte (Darmtoxine) zu binden und auszuleiten. Sehr geeignet ist dafür auch Algenpulver, das vorher aufgesprudelt wurde. Manche geben nach mehrfachem Einlauf und der entsprechenden Ausleitung der Kotbestände, die sich aus den Taschen und Falten des Darms abgelöst haben, etwas Aloe-vera-Saft in einen abschließenden Einlauf, der besonders lange im Darm ruhen kann, bevor er durch die Darm-Eigenbewegung (Peristaltik) ausgestoßen wird. Aloe vera ist wie die Alge hervorragend in der Lage, Gifte zu binden und aus dem Körper zu befördern, damit sie nicht über die Darmwände in den Blutkreislauf übergehen.

Der Klyso – besteht aus einem längeren Schlauch, der in der Mitte einen Gummiball hat. Am einen Ende befindet sich ein Stift für die Einführung in den After, am an-

„Nur träge schafft ein solcher Darm seinen Inhalt weiter und nur den leichter beweglichen, zentral gelegenen Teil desselben, während von dem wandständigen Kot mehr oder weniger große Mengen an der Wand des Darmes, in den Buchten und Falten seiner Schleimhaut haften bleiben und Anlass zur Bildung der so genannten wandständigen Kotsteine geben.“

F. X. Mayr

deren Ende ein kleiner Stutzen für den Wassereinlass an jedem Waschbecken.

Erst füllt man warmes Wasser in das Waschbecken, hält den Schlauch am einen Ende in das Wasser, pumpt mit dem Ballon die Luft heraus, macht den Stift mit Gel gleitfähig und führt ihn in den After ein. Jetzt pumpt man mit dem Ballon das Wasser in den Darm. Wenn der Druck im Darm zu stark wird, zieht man den Stift wieder heraus und kommt dann zu einer Stuhlentleerung. Diese Prozedur kann man bei Bedarf wiederholen.

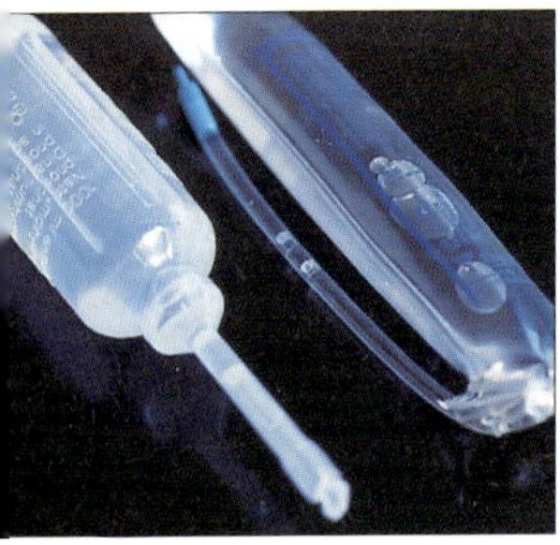

In der Apotheke gibt es eine Reihe von Fertigklistieren zu kaufen, deren Inhalt man mittels eines kurzen Schlauchs oder eines Rohrs in den After presst.

Die Reinigung mit dem Klyso ist gerade für diejenigen besonders gut, deren Mastdarm – das ist der beutelartige Teil direkt nach dem Rektum, dem Endstück des Dickdarms – gerne träge ist und viel zu lange Kot ansammelt, ohne ihn herauszupressen. Durch die regelmäßige Reinigung erhält der Darm auch eine Art von Schulung: Er fängt an, selbst besser zu entleeren.

Damit verbunden ist auch eine Entgiftung, denn das allzu lange Lagern von Kotresten im Darm vermehrt die Gärungs- und Fäulniserreger. Diese produzieren Zellgifte – Toxine – und wenn solche Toxine bei längerer Lagerung durch die Darmwände in den Blutkreislauf gelangen, verursachen sie Vergiftungserscheinungen: Kopf- und Gliederschmerzen, Übelkeit, Abgeschlagenheit.

Unterschied zwischen Irrigator- und Klyso-Einlauf

Mit dem Irrigator-Einlauf in Knieposition kann das Einlaufwasser sehr viel weiter in den Dickdarm eindringen, über den absteigenden Dickdarm (bei der Milz) und den Querdarm bis zum aufsteigenden Dickdarm (unterhalb der Leber). Damit ist dieser Einlauf für den gesamten Dickdarmbereich effektiv.

Der Klyso-Einlauf ist der unaufwendigere schnelle Einlauf für den unteren Dickdarmbereich. Er kommt kaum bis an den Querdarm, ist aber sehr nützlich für diejenigen, deren untere Dickdarmkurve – der so genannte „Sigmoid“ (von griech. Sigma = Buchstabe S) – gerne verstopft ist, auch bei Mastdarm-Verstopfung.

Während mit dem Klyso-Einlauf nur der untere Dickdarmbereich gereinigt werden kann, erreicht man mit dem Irrigator-Einlauf den gesamten Dickdarm.

Bei Hämorrhoiden sollte er regelmäßig gemacht werden – dann aber mit eher kühlerem Wasser, mit behutsamer Handhabung, um nichts zu verletzen, und mit gutem Einfetten.

Die Colon-Hydro-Therapie

Die logisch, einwandfrei sauber und sicher konstruierte Colon-Hydro-Maschine (von lateinisch „colon“, Dickdarm und griechisch „hydro“, Wasser) kam sozusagen von der NASA, der amerikanischen Raumfahrt, in die Praxen darmbewusster Ärtzte (in den USA) und Heilpraktiker (in der BRD). Auch manche Ärzte schwören bei uns mittlerweile auf die Notwendigkeit dieses therapeutischen Mittels für eine Gesundheit von Grund auf.

Sie war ursprünglich für die Astronauten der amerikanischen Raumfahrt vorgesehen. Diese benutzten sie im schwerelosen Raum zur problemlosen Entsorgung ihrer Ausscheidungen.

Ein Einweg-Schlauchsystem ist dabei einerseits mit dem Frischwasseranschluss, andererseits über einen Kasten mit einer beleuchtbaren Sichtröhre mit der Abwasserkanalisation verbunden. Der 1,15 m lange Schlauch selbst hat 2,5 cm Durchmesser und ist damit der natürlichen Größe des Enddarmes angepasst. Er ist sehr beweglich, weil er viel Querrillen hat, besitzt aber auch eine gewisse Dehnfähigkeit in die Länge – genau wie der natür-

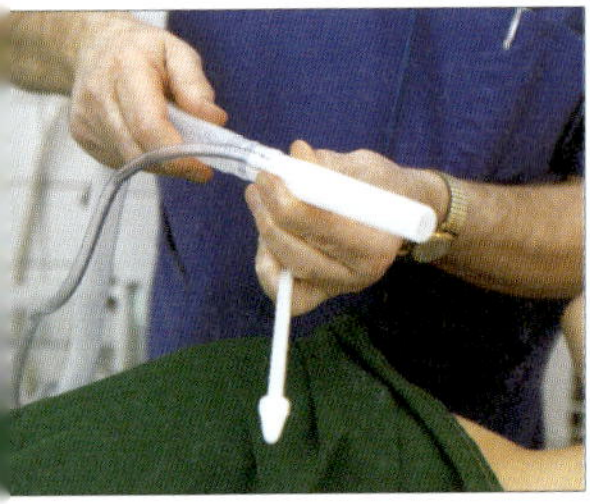

Führungsrohr und Schlauch verbinden Enddarm und Colon-Hydro-Maschine.

liche Darm, der eine Quer- und eine Längsmuskulatur übereinander besitzt und sich damit sowohl dehnen als auch wieder zusammenziehen kann.

Damit dient der in den Enddarm über ein gut eingepasstes Führungsrohr eingeführte Schlauch als Verlängerung des Darmrohres nach innen. Er gibt alle Bewegungen des Darms nach außen weiter; das Rohr bewegt sich genau im Takt der Darmbewegungen.

Bei einer normalen Wassertemperatur von ca. 37 °C wird wiederholt und sehr sanft mit wenig Druck Frischwasser über einen kleinen glatten Nebenschlauch – der am Führungsrohr angebracht ist – in den Darm eingeleitet. Nach einer kleineren oder größeren Stauphase – der Klient bestimmt, wann er den Druck nicht mehr haben möchte – wird der Darminhalt mit dem eingeleiteten Wasser ausgeleitet.

Ein guter Colon-Hydro-Therapeut wird dabei mit sanften und kundigen Bauchmassagen helfen. Er hat vor Beginn der Behandlung den Bauch ganz genau untersucht, hat ihn abgehorcht, abgeklopft, abgetastet. Daher weiß er in etwa, wo jeweils die problematischen Stau- und Schlickeinlagerungen sitzen. Er kann bald fühlen und vom Klopfschall her herausfinden, ob es besondere Verformungen gibt.

„Die rhythmisch ablaufende, atemsynchron erfolgende Druckerhöhung und -verminderung imitiert die Tätigkeit des normal arbeitenden Zwerchfelles.“
Dr. med. Erich Rauch

Öfter wird von denjenigen, die keinerlei eigene Erfahrungen haben, die Sorge geäußert, die Darmspülungen könnten schädlich sein und die Darmschleimhaut angreifen. Diese Sorge ist unbegründet. Die Mundschleimhaut, die im Grunde genommen genauso beschaffen ist wie die Schleimhaut des Darms, kommt oft mit viel heißeren, kälteren oder auch schärferen Substanzen in Berührung und puffert trotzdem alles ab, allenfalls schält sich einmal etwas ab, wenn ihr allzu viel zugemutet wurde.

Regeneration des Immunsystems „Darm“!

Der Darm umfasst mit einem an seinen Innen- und Außenwänden befestigten Lymphsystem ungefähr 80 % des gesamten Immunabwehrsystems unseres Körpers. Sobald der Darm in seinen Funktionen gestört ist, kann die von ihm ausgehende Immunabwehr nur noch eingeschränkt wirken. Ein an seinen Wänden schwer zugekleisterter Darm kann daher weder die Ausbreitung schädlicher Bakterien noch die Ansiedlung von so genannten „wandständigen“ Pilzen in seinem Inneren verhindern. Ebenso ist er schwer behindert bei der zügigen Ausscheidung von Giften aller Art, die ihm die Leber über die Galle zum Entsorgen zuschickt.

Die Darmschleimhaut stellt eines der wichtigsten Abwehrsysteme unseres Körpers dar. Wer immer wieder schnell Infekte bekommt, sollte sein Darmsystem untersuchen lassen!

Der Darm als wichtiger Bestandteil unserer Immunabwehr

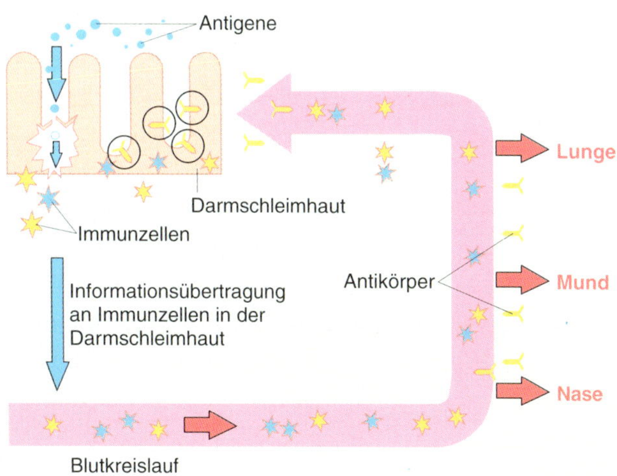

Antigene (Fremdstoffe und Bakterien) kommen über die Darmschleimhaut in Kontakt mit Immunzellen. Diese wandern durch den Blutkreislauf und bilden Antikörper, die sie an alle Schleimhautflächen des Körpers (Nase, Mund, Lunge) abgeben.

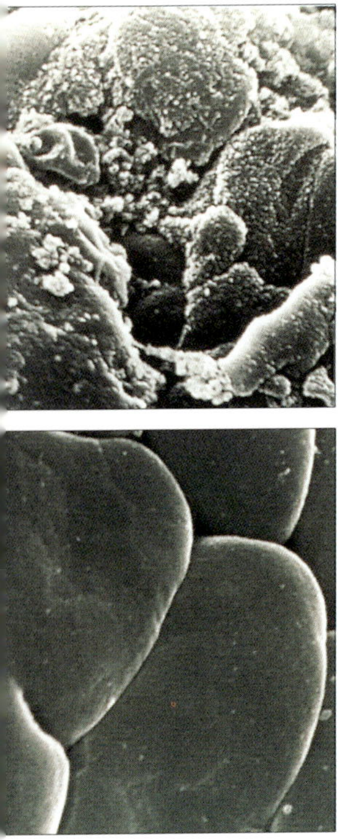

Zerstörte (oben) und intakte (unten) Darmschleimhaut

Direkte Folgen des kranken Darms sind Darmentzündungen, Leber-Gallen-Krankheiten, Magen- und Darmgeschwüre bis hin zu gutartigen Geschwülsten und Krebs.

Indirekte Folgen des kranken Darms sind chronische Erkrankungen schon in sehr jungen Jahren: der „allergische Formenkreis“ (von Neurodermitis bis Asthma), der „rheumatische Formenkreis“ (Arthritis, Arthrose, Rheuma), Herz-Kreislauf-Erkrankungen, chronisches Kopfweh, Erkrankungen an den Geschlechtsorganen, Atembeschwerden und sogar Zahnentzündungen.

Neuaufbau einer gesunden Darmschleimhaut

Besonders schlimm ist beim kranken Darm die zusätzliche Zerstörung seiner Schleimhaut durch einseitige Ernährung, durch (oft unnötige) Antibiotika-Behandlungen und durch Schadstoffe aus unserer Umwelt. Denn über die Darmschleimhaut werden die Nährstoffe durch die Darmwand an die feinen Blutgefäße abgegeben.

Erste Regel ist daher für den sorgfältigen Colon-Hydro-Therapeuten, nach dem Abtransport der Darmschlacken für einen möglichst gesunden Neuaufbau der Darmschleimhaut zu sorgen. Den nötigen Neuaufbau der Darmschleimhaut kann ein Trunk mit „Colina“ bestens gewährleisten. Nach jeder Dickdarmspülung wird dieses feine Tonerde-Mineral in Wasser angerührt und schnell getrunken. Das Mineral hat eine extrem große, stark eingefaltete Oberfläche, die sich im Darm entfaltet, sich wie ein feines Spinnennetz über die Darmwände legt und diese regeneriert. Es ist empfehlenswert, noch einige Wochen nach dem Saftfasten und Darmreinigen täglich gleich morgens ein Tütchen „Colina“ (aus der Apotheke) in Wasser angerührt zu trinken.

Verdauungskraft durch „Probiotics“

Beim Fasten mit frisch gepressten Säften – insbesondere mit denen aus Gemüsen – stellt sich eine gesunde Mikroflora zwangsläufig ein. Denn die „Probiotics“, die nützlichen Milchsäurebakterien für den Dünndarm – den Hauptttrakt der eigentlichen Verdauung –, haften frischem, lebendigem Gemüse in Legionen an.

Zusätzlich sollte für den frisch gereinigten Dickdarm eine „Aufrüstung“ mit speziellen Dickdarm-Kleinstlebewesen erfolgen, um mit ihrer Hilfe die Verdauungskraft zu stärken und die Selbstreinigung des Darmes zu gewährleisten. Besonders gut ist hier „Mutaflor“, ein Präparat aus der Apotheke, das bis zu 25 Milliarden (!) lebensfähige nützliche Escherichia-Koli-Bakterien enthält. Diese „guten“ Koli gehen gegen die schädlichen vor, um den gesunden Bakterien einen guten Boden vorzubereiten.

Laktobakterien (Milchsäurebakterien) bauen im Darm – in Zusammenarbeit mit guten Kolibakterien – ein infektionshemmendes „gutes“ Darmmilieu auf, das man auch „Darmflora“ nennt!

Präparate zur Aufbesserung des Darmmilieus

Wer eine nachhaltige Aufbesserung seines Darmmilieus anstrebt, kann sich mit den Apotheken-Präparaten „Paidoflor“-Kautabletten und „Bio-Cult comp. Syxyl“ eine reichhaltige Palette verschiedener Lactobazillen einverleiben. Das sind die Milchsäuremikroben, die Leitkeime des Dünndarms. Bio-Cult comp. Syxyl enthält noch dazu lebendige Bifidobacterium-Kulturen, die Leitkeime des Dickdarms. Diese Keime sollten nach einer gründlichen Saftfasten- und Darmreinigungs-Kur über drei, besser über sechs Monate fortlaufend eingenommen werden, wenn man sein Verdauungssystem erneuern möchte.

Mit den auf dem Bauch liegenden Händen spüren Sie beim Atmen, wie sich das Zwerchfell nach unten und oben bewegt, wie sich der Bauch dabei hebt und senkt.

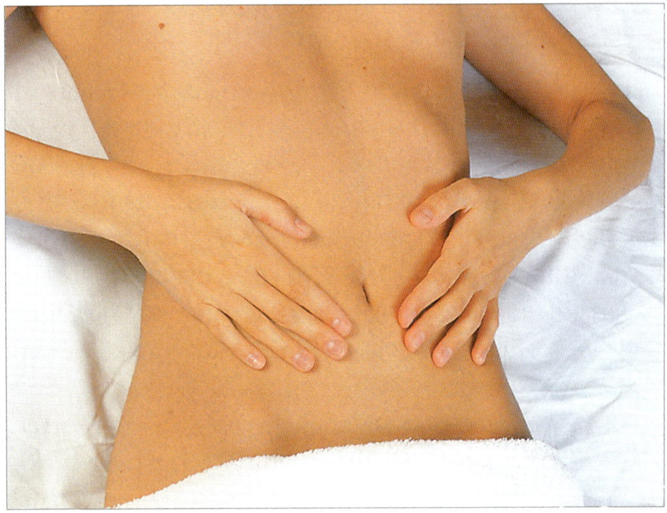

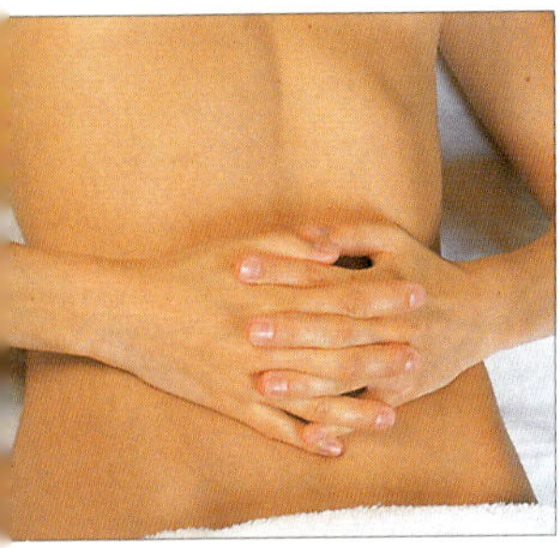

Die fest miteinander verbundenen Hände üben beim Einatmen einen leichten Druck auf die Därme aus und stimulieren diese.

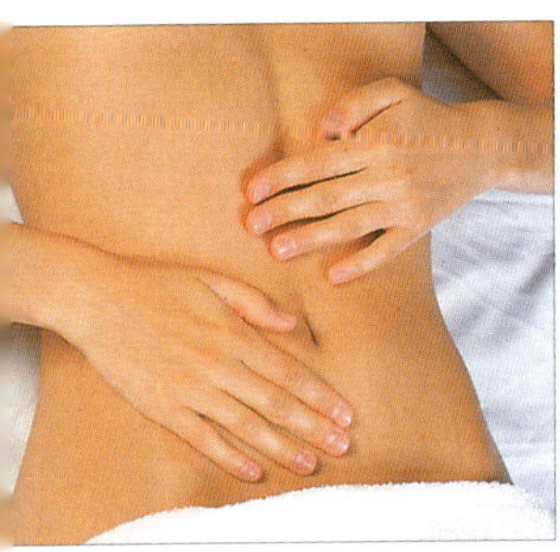

Massieren Sie den Bauch mit kreisenden Bewegungen.

Mit Massage den Darm anregen

Wenn Babys Bauchschmerzen haben, die von Verdauungsproblemen herrühren, hilft es sehr oft, wenn man ihnen ganz sanft das Bäuchlein im Uhrzeigersinn massiert. Diese Methode kann man natürlich auch bei Erwachsenen anwenden, um deren Darmperistaltik anzuregen.

Gesundheitsbewusste Menschen gönnen sich eine solche Darmmassage täglich, nach dem Aufwachen oder beim Zubettgehen.

Sie müssen bei der Bauchselbstmassage jedoch sehr schonend und behutsam vorgehen und dürfen keinesfalls die Finger in den Bauch hineindrücken. Je sanfter Ihre Bewegungen sind, desto besser!

Versuchen Sie also zuerst einmal mit den seitlich zwischen Beckenkamm und Nabel liegenden Händen die Atmung bewusst zu spüren und so ein Gefühl für den Zusammenhang zwischen Atmung und dem Verschieben des Gedärms zu bekommen.

Gehen Sie jetzt einen Schritt weiter: Falten Sie die Hände über dem Bauchnabel, und verschränken Sie dabei die Finger dergestalt ineinander, dass die Hände verbunden bleiben und so beim Einatmen, also beim Heben des Bauchs, einen sanften Druck auf das Gedärm ausüben. Atmen Sie auf diese Weise mehrmals hintereinander ein und aus, und lassen Sie den sanften Druck Ihrer Hände beim langsamen Einatmen so auf den Darm wirken.

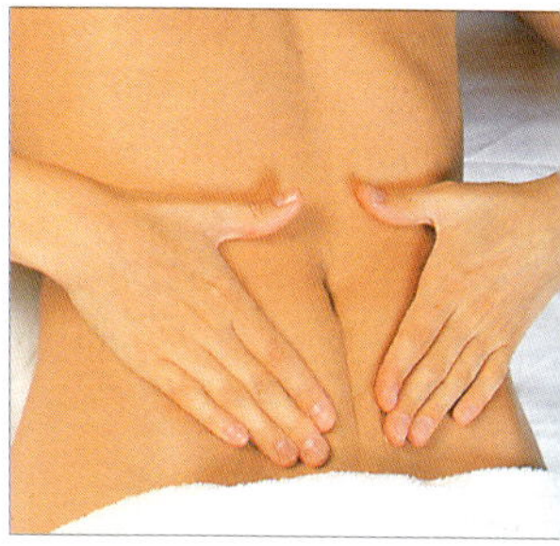

Drücken Sie mit beiden Händen den Bauch gegen den Nabel etwas zusammen.

Bevor Sie den nächsten Massagegriff ausprobieren, atmen Sie ein paarmal ruhig ein und wieder aus.

Massieren Sie nun Ihren Bauch mit beiden Händen – die eine Hand auf dem Oberbauch, die andere auf dem Unterbauch –, indem Sie beim Ausatmen Fingerspitzen und Handfläche jeweils in entgegengesetztem Sinn leicht auf dem Bauch kreisen lassen.

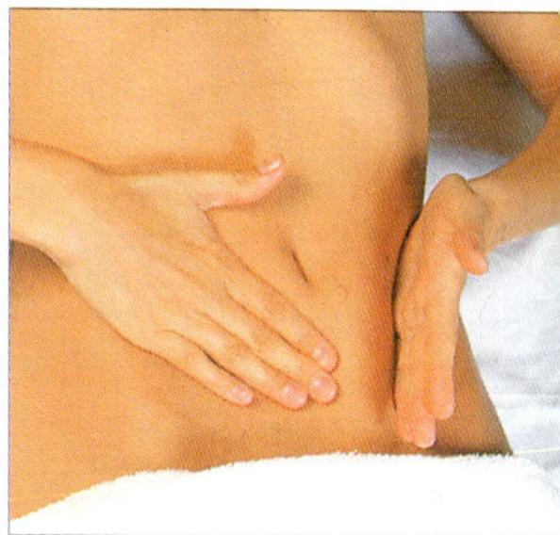

Mit einer Hand „halten“ Sie den Darm fest, mit der anderen massieren Sie ihn kreisförmig.

Sie können Ihren Darm auch mit leichten vibrierenden Bewegungen anregen. Legen Sie dazu eine Hand oder beide Hände gleichzeitig auf den Bauch, und atmen Sie ein. Beim Ausatmen lassen Sie die Fingerspitzen leicht vibrieren.

Nun wieder eine Übung, bei der Sie beide Hände seitlich auf den Bauch legen und die Bauchdecke beim Ausatmen leicht nach innen zusammendrücken. Wiederholen Sie dies ein paarmal.

Indem Sie mit einer Hand in der Leistenbeuge das Gedärm „festhalten“, können Sie es mit der anderen, die im Uhrzeigersinn leicht auf der Bauchdecke kreist, dagegenschieben. Auch dieser leichte mechanische Reiz wird sich auf die Nerven des Darms übertragen und die Darmperistaltik vorteilhaft beeinflussen.

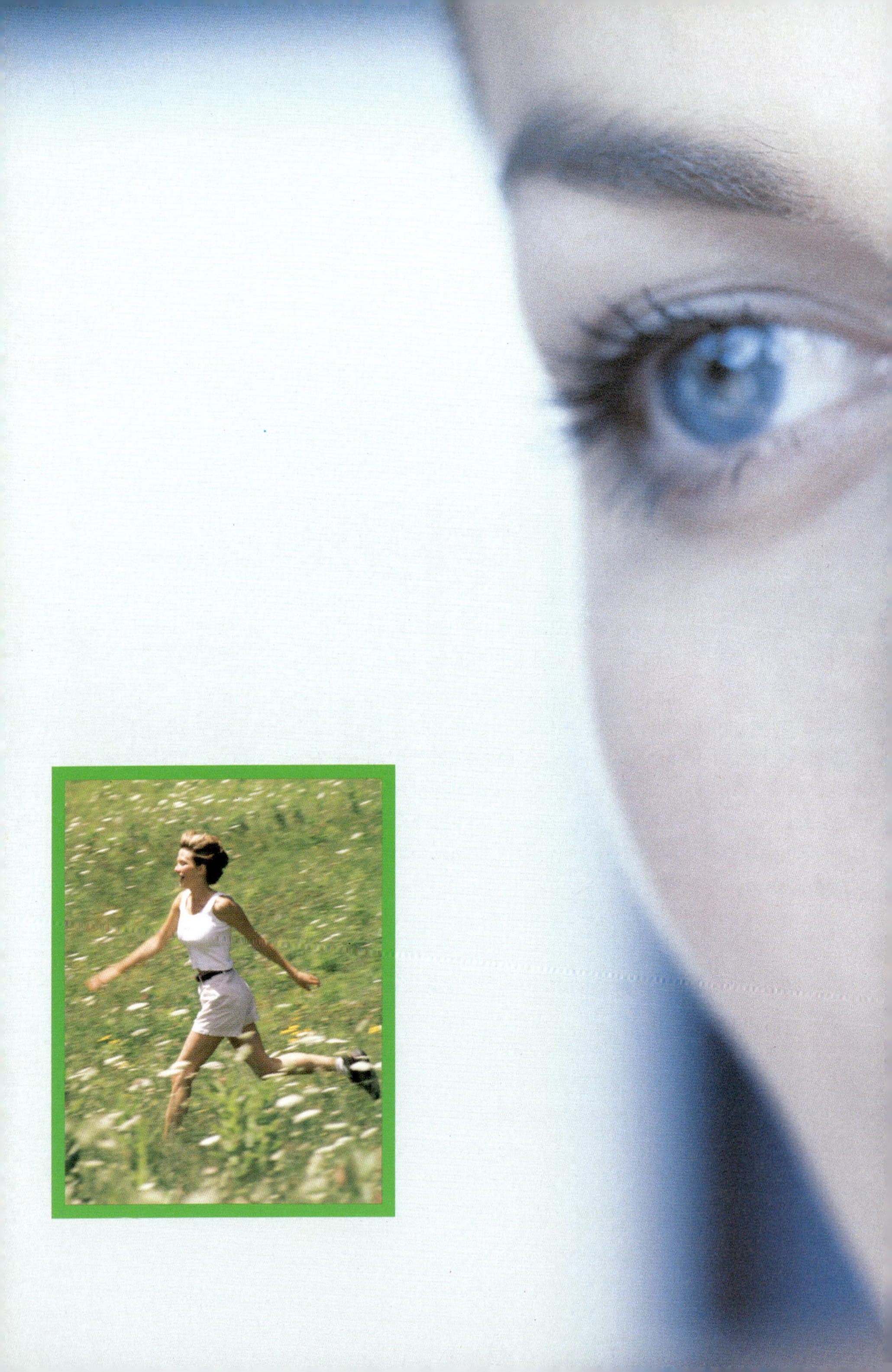

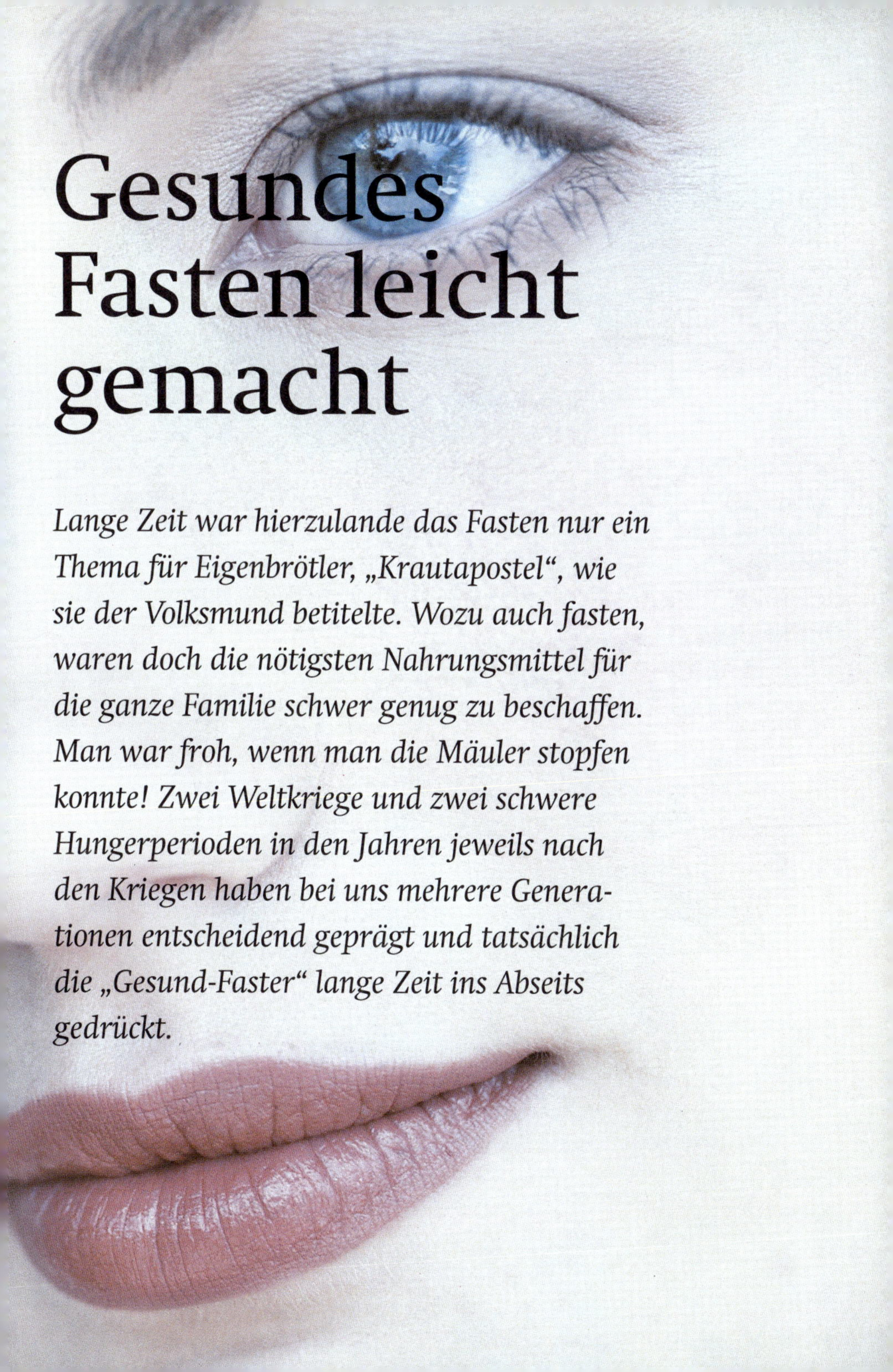

Gesundes Fasten leicht gemacht

Lange Zeit war hierzulande das Fasten nur ein Thema für Eigenbrötler, „Krautapostel“, wie sie der Volksmund betitelte. Wozu auch fasten, waren doch die nötigsten Nahrungsmittel für die ganze Familie schwer genug zu beschaffen. Man war froh, wenn man die Mäuler stopfen konnte! Zwei Weltkriege und zwei schwere Hungerperioden in den Jahren jeweils nach den Kriegen haben bei uns mehrere Generationen entscheidend geprägt und tatsächlich die „Gesund-Faster“ lange Zeit ins Abseits gedrückt.

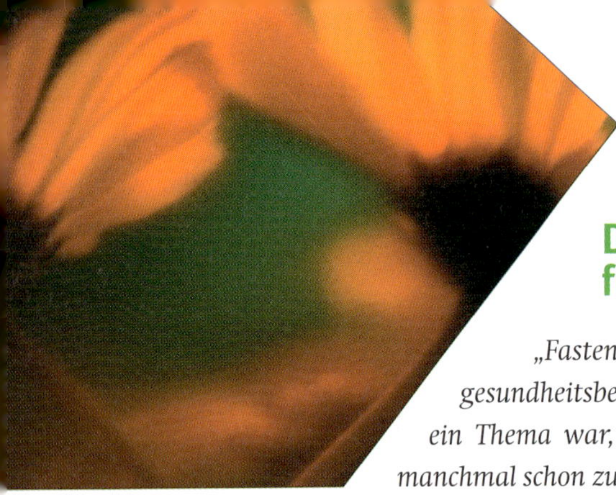

Das Zwölf-Punkte-Programm für richtiges Fasten

„Fasten ist in" – zumindest bei den besonders gesundheitsbewussten Älteren, bei denen es immer schon ein Thema war, aber sehr bei allen Jüngeren, bei denen es manchmal schon zur Sucht geworden ist. Das Saftfasten hilft beiden Problemgruppen in idealer Weise: Die Übergewichtigen werden mit dem Säftefasten sanft und schonend ihre Pfunde ablegen – ohne den berüchtigten „Jo-Jo-Effekt", das rapide Fettansetzen gerade nach reinen Hungerkuren. Die Untergewichtigen ernähren sich endlich so, dass sie nach und nach gesunde Muskulatur ansetzen und angenehmere Proportionen ausbilden, vor allem mit einem zusätzlichen unhektischen Bewegungsprogramm.

Dauerfasten wegen der schlanken Linie kann die natürlichen Körperreserven in lebensgefährlichem Ausmaß reduzieren!

1 In besonderen Fällen therapeutische Fastenführung aufsuchen

Wer sich im Großen und Ganzen gesund fühlt, kann bei Einhaltung bestimmter Regeln gut selbstständig fasten, auch über eine längere Zeit.

Wer eine fest diagnostizierte chronische Krankheit mit einer bestimmten Medikamentenpflichtigkeit hat – Diabetes oder rheumatischen Formenkreis, eine Autoimmunerkrankung, eine Allergiekrankheit wie Asthma oder Neurodermitis –, sollte besser sein Fasten von einem Therapeuten begleiten lassen.

Ebenso sollten Menschen mit nervlichen Schwächen – Unruhe- und Schlaflosigkeitszuständen, Depressions- und Angstattacken oder Ähnlichem – nur mit nervenärztlicher Überwachung länger fasten.

Fastenkrisen können Herz und Nieren sehr belasten! Deshalb im Zweifel zum Heilpraktiker oder Naturarzt!

Denn das Fasten legt alle Regulationen – körperlich wie seelisch – neu an und mit dem Fasten sind große

Entgiftungsphasen mit eventuellen belastenden Begleiterscheinungen verbunden. Diese so genannten „Fastenkrisen“ können bei manifesten Krankheiten sogar Verschlimmerungen erzeugen.

2 Selbstständiges Fasten mit dem „inneren Arzt“

Beim Fasten wird im Körper eine große Reinigungsaktion in Gang gesetzt. Dabei wird aber zugleich viel Energieabgabe nach außen gespart, weil die Verdauungsarbeit mangels „richtigen“ Essens stark eingeschränkt ist und nur „auf Sparflamme kocht“. Daher können sich die Körperenergien ganz auf die Selbstregulationen und Selbstheilungsvorgänge im Gesamtorganismus konzentrieren. Wir haben ihn alle in uns, den „inneren Arzt“. Nur haben wir lange kein Vertrauen mehr in ihn gehabt!

„Fasten selbst ist kein Heilmittel. Es ist vielmehr ein Bestandteil des Heilungsprozesses, der allgemein als Krankheit bezeichnet wird.“
Dr. Herbert M. Shelton

3 „High“ mit Fasten

Wer fastet, sollte sich entscheiden. Ganz bestimmte, sonst gerne genossene „Gifte“ gehören wenigstens für die Zeit einer „Entrümpelung“ – die Fasten immer bedeutet – verbannt.

Dazu gehören die so genannten „Genussgifte“, Nikotin, Alkohol, Schokolade, Kaffee, Schwarztee, auch künstliche Getränke aller Art, Limonaden und Sirupe, Cola-Getränke. Am besten ist es, nichts davon im Haushalt aufzubewahren, um nicht „heimlich“ zwischendurch abtrünnig zu werden von der klaren Fastenlinie!

Dabei haben wir das heimliche „Sündigen“ beim Fasten eigentlich gar nicht nötig. Die Erforschung speziell des Fastenstoffwechsels hat herausgefunden, dass Fasten im Hirn ähnlich positive Stimmungsaufhellungen-

erzeugt wie beim Genießen von Sahnetorte oder Schokolade! Der Grund: Durch die ausbleibende Nahrungszufuhr wird der Transport des „Glückshormons“ Serotonin an die im Körper verteilten Nervenendigungen gehemmt. Dafür wird das Serotonin freigesetzt und besser ins Gehirn transportiert!

4 Nahrungsergänzung nur „organisch“!

Beim Fasten und durch die Reinigung des Körpers im Fasten werden wir viel empfindlicher gegen alle künstlich hergestellten Vitamin- und Mineralstoffpräparate aus der Apotheke, dem Reformhaus oder Supermarkt! Stattdessen sollte man jetzt – und so viel wie möglich auch danach – zu Nahrungsergänzungen organischer Herkunft übergehen.

„Auch die natürlichste vollwertige Nahrung bedarf der mineralischen Aufwertung! Es muss sichergestellt sein, dass die Inhaltsstoffe vom Körper gut zu verwerten sind und nicht belastende Rückstände bilden.“
I. Oetinger-Papendorf

Denn nur Organisches wird von unserem Stoffwechsel mit vollem Wert und ohne belastenden anorganischen Müll verarbeitet. Zum Beispiel statt synthetisch hergestellter Askorbinsäure den Vitamin-C-Tagesbedarf steigern mit Acerola-Kirsch-Tabletten. Oder aus der Mikroalge Spirulina das natürliche Spektrum an Mineralstoffen und natürliches Jod entnehmen, Selenzusätze nur auf Hefebasis!

Eine gute organische Mineralstoffmischung ist „Minaktiv“ von Dr. Metz (aus der Apotheke). Sie besteht aus zermahlenen Kakteenpflanzen, schmeckt gut und kann in Flüssigkeit eingerührt oder auch auf ein Müsli gestreut werden.

Gute organische Nahrungsergänzungsmittel stellen angekeimte Körner aus verschiedenen Getreidearten und Sprossen aus Senf, Alfalfa, Mung- und Sojabohne dar. (Im „Bio-Snacky“ oder in Tonschalen aus dem Bioladen oder

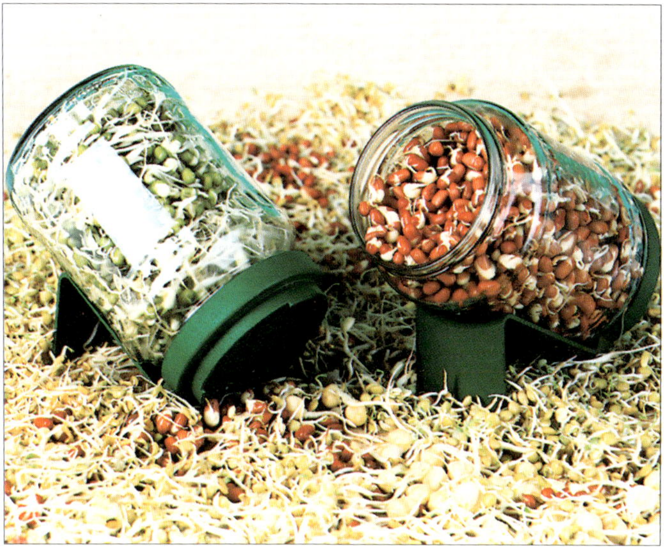

Angekeimte Samen haben einen viel höheren Gehalt an Vitaminen, Mineralstoffen, Spurenelementen und anderen wichtigen Biostoffen als ungekeimte. Deshalb öfters einmal Keime und Sprossen essen!

dem Reformhaus). Keime bereiten künftiges Leben vor und haben daher einen Höchstgehalt an Lebensstoffen. Gegenüber den ungekeimten Samen sind hier die Werte an Vitaminen, Aminosäuren, Spurenelementen, Mineralstoffen und Enzymen geradezu explosiv erhöht!

5 Dem Körper Spielraum lassen

Beim Fasten bestimmt der Körper, wie schnell man abnimmt – wann eine Pause sein soll – wann es wieder weitergeht! Wenn die Waage – nach den anfänglichen schnellen Gewichtsverlusten – festzustehen scheint auf einem bestimmten Gewicht und nicht viel weiter nach unten gehen will, heißt das „übersetzt" in unsere Sprache: „Danke für dein Vertrauen in meine Regelungs-Klugheit! Für diesmal genug! Beim nächsten Mal soll's weitergehen!"

„Die Leistungsfähigkeit und Tüchtigkeit, womit der Organismus während des Fastens den Verbrauch seiner eigenen Vorräte und Hilfsmittel regelt, gehört zweifellos zu den großen Wundern des Lebens."

Dr. Herbert M. Shelton

Denn welche Figur, welches Gewicht nach einigen Wochen für Sie das richtige ist, bestimmt Ihre Ausgangslage – und nicht eine „Modell"-Vorstellung in Ihrem Hirn. Die Körperweisheit sieht die eigene, individuell angelegte Konstitution als Richtschnur.

6 Die Neunzig-Minuten-Regel

Unser natürlicher Körperrhythmus braucht Spannung und Entspannung im 90-Minuten-Takt!

Genauso wichtig wie das Verlassen der verschiedenen Süchte und Angewohnheiten des Normalalltags ist es, dass die Fastenden für sich einen angenehmen, gleichmäßigen Rhythmus zwischen Spannung und Entspannung, zwischen Rückzug und Öffnung in die Fastenzeit einbauen. Das bedeutet vor allem: Ruhepausen einlegen!

Man hat herausgefunden, dass unsere Gehirnzellen alle 90 Minuten eine Erholungspause brauchen, um wieder optimal funktionieren zu können. Wer dauernd gegen dieses Körpergesetz verstößt und seine Tage ohne Pause „herunterrattert", erleidet Verluste in seinen Gehirnzellen, die nicht wieder aufgeholt werden können.

7 Abkehr von äußeren Stressmachern

Um die Entspannung und den Rückzug ausreichend zum Zuge kommen zu lassen, sollten im Fasten unbedingt alle Stressfaktoren abgestellt werden!

Also: TV-Entzug muss sein. Ebenso muss für die notorischen Zeitungsleser in dieser Zeit ebenfalls alles gemieden werden, was ablenkt oder aufwühlt. Kein Kino, kein Radio mit Tagesnachrichten und „Radau-Musik" – nur „gute" Musik! Man sollte alle Bekannten informieren, dass man fastet und eine Zeit für sich braucht. Einladungen und lange Telefonate sollten unterbleiben.

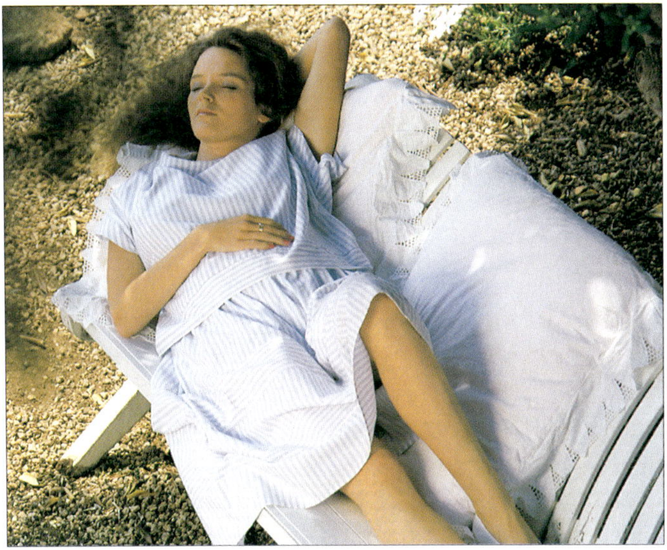

Gesundes Fasten verlangt Rückzug vom Stress. Entspannen Sie sich, lesen oder meditieren Sie!

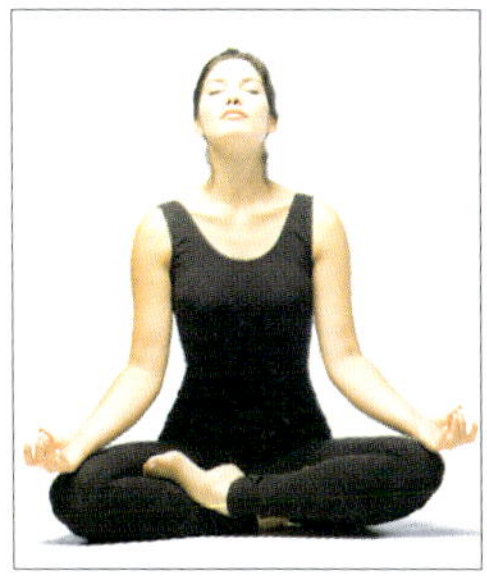

8 Fasten als Zeit der Einkehr zu sich selbst

Etwas ausgewählte, entspannende Lektüre kann uns in der Fastenzeit sehr bereichern. Vielleicht auch die Meditation: christlich oder buddhistisch oder transzendental – ganz nach Einstellung und Vorbildung.

Jetzt könnte auch eine gute Zeit sein, einmal ganz unaufgeregt Bilanz zu ziehen mit sich selbst und für sich selbst. Was würde ich mir für mich wünschen – demnächst, in einiger Zeit? Was habe ich bereits erreicht und was strebe ich noch an?

Die Fastenphase nutzen, um Bilanz zu ziehen: Wer bin ich und was will ich?

Das spannende Buch von Julia Cameron *Der Weg des Künstlers* regt an, täglich gleich morgens nach dem Aufwachen eine „seelische Müllabfuhr" zu machen: drei so genannte „Morgenseiten" vollschreiben mit Seelen-, Traum- und Erlebnis-Schrott! Kein Nachlesen, keine Kontrolle, einfach wegstecken, niemandem zeigen, abladen!

9 Lust am Fasten ohne Selbstzwänge

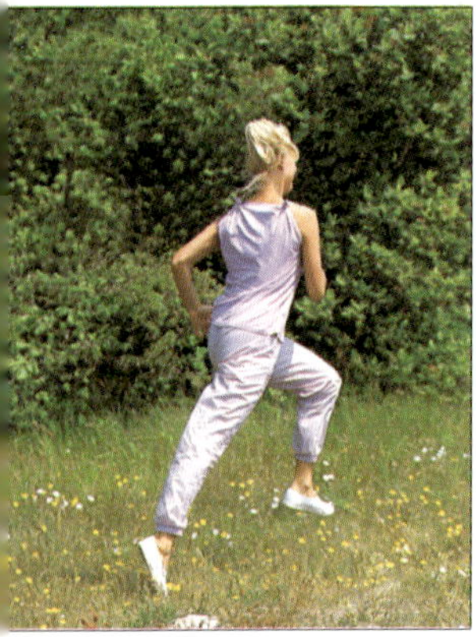

Ich faste und gönne mir besondere Behaglichkeit!

Wir halten es für sehr wichtig, dass niemand, der sich zum Fasten entschlossen hat, sich in krampfhafte selbst auferlegte Zwänge hineinbegibt! Also bitte ja keine „Extra-Foltern“ ausdenken für diese Zeit! Sagen Sie Ja zum Genießen, denn Saftfasten gibt viel Anlass zum wirklichen Genuss!

Man sollte sich in diesen Tagen so viel wie möglich mit dem verwöhnen, was man sich sonst aus lauter Zeitdruck nicht gönnt! Einfach ruhig von der Bank im Park, vom Balkon oder vom Fenster auf das Treiben der Menschen, auf Himmel und Wolken, auf Bäume und Vögel schauen und die Bilder in sich aufnehmen. So tun, als sei man gerade von weit her zu Besuch gekommen!

Wenn es geht, sollte man einfach ausschlafen. Sich noch im Bett ausmalen, was man an diesem Tag Besonderes tun möchte.

Und man sollte sich immer wieder klarmachen, dass man überhaupt nichts versäumt! Dass nach dem Fasten alles noch zur Verfügung steht, worauf man dann Lust hat.

10 Rückkehr zu natürlichen Rhythmen

Es ist erwiesen, dass regelmäßige Mittagsruhe das Leben verlängert.

Sehr förderlich ist in den Fastenzeiten die „Siesta“, die halb- bis einstündige Ruhepause am frühen Nachmittag. Man kann sich – genau wie in guten Fasten-Sanatorien – auch zu Hause einen feuchtwarmen Heublumensack, den man im Dampftopf oder Backofen erwärmt, als Leberpackung auf den rechten unteren Rippenbogen legen und damit die „Chemiezentrale“ des Körpers bei ihrer Entgiftungsarbeit wirksam unterstützen!

Ebenso unentbehrlich: der Schlaf vor Mitternacht! Es ist gerade erst hundert Jahre her, dass das elektrische Licht überall im Lande anging. Damit konnten die Menschen sich „die Nacht zum Tage" machen, wenn sie Lust dazu hatten. Und sie sind dadurch mittlerweile ganz schön aus dem Gleis gekommen mit ihrem ererbten, Millionen Jahre alten inneren Tag-und-Nacht-Rhythmus.

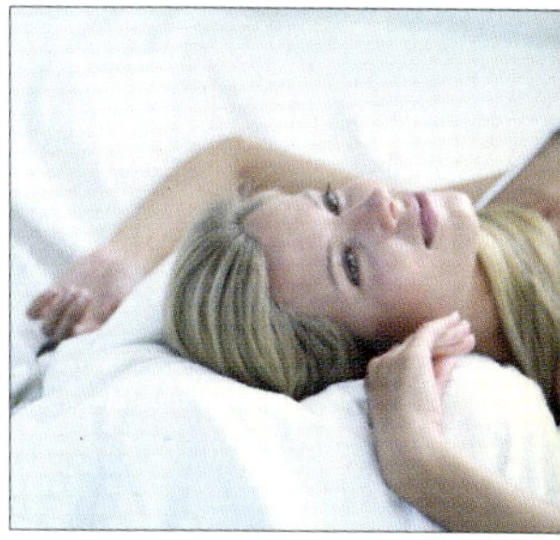

Schlaf vor Mitternacht macht anderntags schön!

Außerdem ist ein störungsfreier Schlafplatz sehr wichtig, ohne Quarzuhren, Elektrowecker und sonstigen „Elektrosmog".

Beim Schlafen sollte der Körper nach dem natürlichen Erdmagnetismus ausgerichtet sein, der Kopf nach Norden, die Füße nach Süden!

Den Schlafplatz abdunkeln und nach Erdmagnetismus ausrichten!

Von Natur aus erfolgt bei Eintreten der Dunkelheit in unserem Gehirnstoffwechsel eine vermehrte Ausschüttung des „Schlafhormons" Melatonin. Auf diese Weise kommt unser Körper in die Ruhe, die er für einen gesunden Erholungsschlaf braucht. Da wir aber gerade beim Fasten besonders feinfühlig werden, empfiehlt es sich, des Nachts nicht überflüssigerweise volles Licht anzuknipsen!

Für einen eventuellen Toilettengang sollten wir besser eine kleine Taschenlampe bereithalten, um dann wieder gut in den Ruheschlaf hineinzukommen!

11 Entsäuern und Entschlacken!

Die Vorgänge im Körper, die bei jeder Ernährung einsetzen, nennt man Stoffwechsel. Aber was „wechselt" beim „Stoffwechsel"? Unser Körper kann die Fremdstoffe, aus denen unsere Nahrungsmittel bestehen, so wie sie sind, gar nicht gebrauchen. Wenn diese Masse in den Verdauungstrakt kommt, muss sie von körpereigenen biochemischen Lösungs- und Zersetzungsstoffen in ihre feinsten Bestandteile aufgespalten werden.

Die unbrauchbaren oder gar schädlichen und giftigen Bestandteile der Nahrung werden über die Entgiftungszentrale „Leber“ oder über die anderen Entgiftungsorgane Niere, Lunge, Haut oder direkt über den Darm wieder aus dem Körper ausgeschieden.

Bei Eiweiß-Überernährung kann unser Körper die anfallenden Abfallstoffe des Stoffwechsels nicht vollständig ausleiten. Er speichert sie an Orten, wo sie am wenigsten stören: Wir verschlacken!

Bei unserer typischen Wohlstandsernährung sind die Entgiftungsorgane des Körperstoffwechsels hoffnungslos überfordert: Sie können die vielen nutzlosen Nahrungsanteile nicht entsorgen und wieder aus dem Körper herausbefördern. So schieben sie diese so genannten „Schlacken“ an die Körperecken, in denen sie am wenigsten Schaden anrichten können, z. B. ins Bindegewebe. Wir „verschlacken“ – und da diese Schlacken eher Natriumsalze enthalten und daher eher „sauer“ sind, „versäuern“ wir zugleich! Wir werden so einfach „älter“.

Wie kann Fasten zu einer „Entschlackung“ und „Entsäuerung“ beitragen? Beim Fasten ist die so genannte „innere Verdauung“ eingeschaltet, die „äußere Verdauung“ ist auf Schongang gestellt. Dadurch wird viel Energie frei, die vorher mit der äußeren Verdauung beschäftigt war. Nicht nur, dass daher beim Fasten ein intensiverer Zellauf- und -abbau erfolgt, auch die Loslösung und Ausleitung von Gift- und Abfallstoffen aus den Bindegeweben wird jetzt besonders aktiviert.

Natron ist Natriumbikarbonat. Es neutralisiert Säuren und schafft im Körper ein so genanntes „basisches Milieu“. Nur in basischem Milieu lösen sich Säureschlacken aus den Bindegeweben und können dann abtransportiert werden!

Dafür braucht unser Organismus besondere Unterstützung. Folgende Hilfen sollten deshalb der Entgiftung und Entschlackung beim Fasten fördernd zur Seite gestellt werden:

- Entsäuern mit einem großen Natron-Trunk täglich vor dem Schlafengehen: ein gehäufter Kaffeelöffel Kaiser-Natron auf einen halben Liter körperwarmes Wasser gut verrührt in langen Schlucken zügig trinken, etwas klares Wasser nachtrinken!

- Regelmäßiges Entschlacken mit dem F.-X.-Passage-Trunk: morgens und bei Bedarf auch mittags einen gestrichenen Kaffeelöffel F.-X.-Passage (Wörwag, aus der Apotheke) auf einen guten Viertelliter kühles bis lauwarmes Wasser gut verrührt zügig austrinken!

F.-X.-Passage-Salz ist ein salinisches Salz, das Darmschlacken löst und den Verdauungstrakt reinigt von Mund bis After. Achtung: F.-X.-Passage-Salz und Natron immer getrennt einnehmen! Mindestens 30 Minuten Abstand zwischen den Einnahmen einhalten!

12 Körperpflege

Die Körperpflege sollte beim Fasten ganz groß geschrieben werden! Sie steigert das allgemeine Wohlbefinden in einer Phase, in der der Körper sich an einen neuen Rhythmus gewöhnen muss. Beim Fasten, mit dem ja eine umfassende Entgiftung des Körpers verbunden ist, ist vor allem die Reinigung und Pflege derjenigen Körperteile wichtig, die den Schnittpunkt zur Außenwelt markieren: Haut, Schleimhäute und Körperöffnungen.

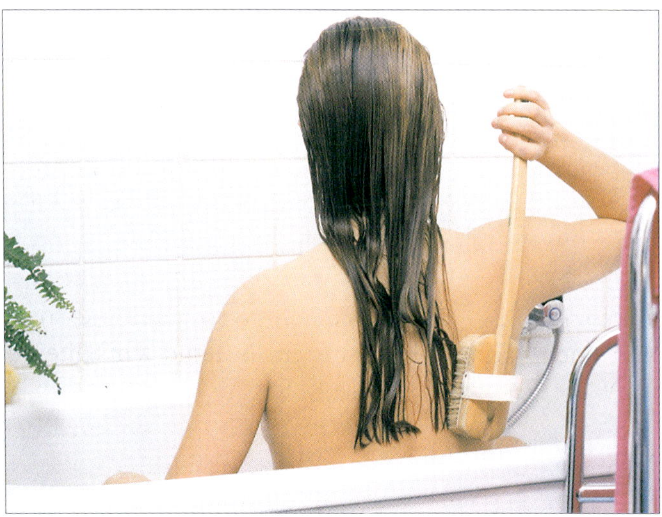

Sorgsame Pflege erleichtert dem Körper die Ernährungsumstellung.

Körperpflege – im Fasten ganz groß geschrieben

- *Morgens* **Trockenbürsten** *des ganzen Körpers mit Sisal-Handschuh und Sisal-Riemen! Der Transport von Schlackenstoffen und Giften, aber auch von Säfte-Nährstoffen wird damit angeregt.*
- *Reinigen der* **Mundhöhle** *von Giftstoffen durch Kauöl-Ziehen. Morgens vor dem Zähneputzen 1 EL 15 Minuten im Mund behalten und „kauen", d. h. mit geschlossenem Mund durch die Zähne ziehen. Das Öl auf keinen Fall schlucken! Es ist zuletzt ganz dünnflüssig und enthält alle Giftstoffe des Mundes. Schließlich ausspucken und gründlich Zähne und Zungenbelag putzen.*
- *Täglich morgens* **Wechseldusche** *– erst warm; nach Durchwärmung des Körpers kalt. Kaltduschen beginnen auf den Fußsohlen; dann auf den Innenseiten von Unter- und Oberschenkel hochgehen; danach armaufwärts in Richtung Herz – beidseitig; erst dann über Nacken und Rücken und auch den Bauch!*
- *Beim Fasten den ganzen Körper mit einer guten Lotion eincremen – die* **Haut** *neigt in dieser Zeit sehr zu Trockenheit! Die Gesichtshaut abends und morgens gut reinigen. Anfangs und zwischendrin mit einem sehr guten „Peeling" die abgestorbenen oberen Hautzellen entfernen. Feuchtigkeits-Gesichtspackungen sind sehr gut (z. B. eine Auflage mit frischem, feuchtem Trester aus Gurken-, Möhren- und Selleriesaft; auch Topinambur ist sehr gut).*
- *Die* **Haare** *an der Luft mit einer weichen Bürste entstauben. Eine sanfte Fingerspitzenmassage des Haarbodens mit herabhängendem Kopf sorgt für dessen optimale Durchblutung und damit für gesundes Haar!*

Kauöl nach Dr. med. Edi Wunsch

Dieses Kauöl ist nicht nur sehr wohlschmeckend, sondern es entgiftet zugleich besonders gut.

Ol. Juniperi	1,0 ml
Ol. Foeniculi	2,5 ml
Ol. Cinnamon (echter)	1,0 ml
Ol. Zingiberis	0,5 ml
Ol. Melissae (echtes)	2,5 ml
Ol. Anisii	1,0 ml
Ol. Carvi	1,0 ml
Distelöl	ca. 70 ml
Olivenöl	ca. 70 ml
insgesamt	ca. 150 ml

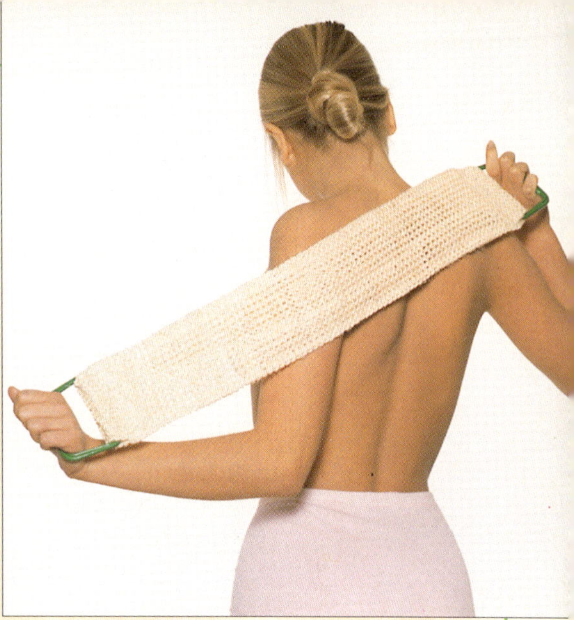

- Mit fortschreitender Darmreinigung reinigen sich die **Augen** und die **Ohren** verstärkt mit. Etwas gutes Olivenöl auf Q-Tips ist für die Ohrreinigung empfehlenswert. Bei empfindlichen Augen „Conjunctisan B“ von Vit-Organ aus den kleinen Portions-Ampullen einträufeln.
- Ausgezeichnet im Fasten ist die **„indische Nasenreinigung“** mit der Schnabeltasse. Sie soll über dem Waschbecken absolviert werden. Der Mund bleibt dabei ständig leicht geöffnet, es wird locker und natürlich geatmet. Die mit lauwarmem Wasser gefüllte Schnabeltasse (etwas Meersalz darin ist nützlich) wird erst an das eine, dann an das andere Nasenloch gehalten. Der Kopf ist jeweils leicht nach der anderen Seite und etwas nach hinten geneigt, sodass das Wasser hinten durch die Nasenbein-Höhlung in das tiefer liegende Nasenloch und aus diesem über die Wangen sickert. Wenn beide Nasenlöcher gereinigt sind, mit hängendem Kopf ausschnauben, jeweils ein Nasenloch zuhalten.
- Während des Tages sollten **Atemübungen** und sanfte **Streck-** und **Dehnübungen** für etwas Bewegung sorgen.
- Die „untere Etage“ pflegen. Fastentage sind Tage vermehrter Ausscheidungen über sämtliche Ausscheidungsorgane unseres Körpers. Täglich abends **Reibe-Sitzbad** im Bidet. Mit einem kleineren Naturschwamm von Richtung Bauchnabel zum After hin die Seiten der Genitalien vorsichtig reiben. Bei gereizten Schleimhäuten etwas „Tannolact“ ins Wasser und 10 Minuten die betroffenen Stellen spülen. Nach dem Sitzbad alles gut trockentupfen und mit einer guten Salbe bestreichen.
- Bei Hämorrhoiden ist eine regelmäßige rektale Venenpflege sehr wichtig. Eine wirksame Salbe ist „Anisan“ von Pascoe, aus frischen Rosskastaniensamen und Kamillenblüten. Die gleichnamigen Zäpfchen sollen nach hartem Stuhlgang, am besten vor dem Zubettgehen, eingeführt werden.
- Besonders wichtig beim Trinken von Zitrussäften: Gründliches **Nachspülen der Zähne** mit lauwarmem Wasser, kein Zähneputzen unmittelbar nach einem Fruchtsäure-Trunk!

Wichtiger Hinweis!

*Im Folgenden geben wir für drei Haupt-Fastenarten – **Naturfasten, Saftfasten** und **Semmelfasten** nach Mayr – in Form je eines „Bausteins“ ein Beispiel, wie ein Fastentag dieser Art konkret ablaufen könnte.*

*Die drei Fastenbausteine sind als verschiebbar gedacht. Eine sinnvolle Reihenfolge für die längere saisonale Fastenperiode – besonders zum Frühjahr, aber auch im Herbst nach Sommerende – liegt hier vor: erst vier Tage **Naturfasten**, dann einige Wochen **Saftfasten**, dann ein oder zwei Wochen **Semmelfasten**! Die „Kauschule“ und die „Darmerziehung“ des „Fasten nach Mayr“ leitet gut in die Zeit der „Normalkost“ über.*

Genauso gut kann aber vorweg „gemayrt“ werden, dann folgt Saftfasten, danach wird wieder normal gegessen usw., wobei aber immer im Zentrum das Fasten mit frisch gepressten Säften stehen sollte.

Fastenbaustein 1

Möglicher Auftakt: vier Tage „Naturfasten“

Das Fasten im eigentlichen Sinne meint immer den totalen Rückzug von allem: nur das Nötigste zum reinen Überleben – also Wasser, ohne das schon nach wenigen Tagen der Tod eintreten würde, und sonst nichts!

In der Welt der Tiere ist Fasten ein natürliches Element des Lebens.

Dieses eigentliche Fasten ist immer dann angebracht, wenn eine schwere Akuterkrankung die Körperabwehr so sehr beschäftigt, dass keine überflüssigen Energieverluste eintreten dürfen. Daher entfällt in so einer Situation die Aufnahme von Nahrung von außen, denn damit würde zu viel Energie verbraucht, die jetzt vom Organismus voll und ganz für seine Wiederherstellung eingesetzt wird.

Keine Angst vor dem Fasten!

Wir alle beherrschen das Fasten mühelos, schon ab dem Zeitpunkt unserer Geburt. Denn wenn wir schlafen, essen wir nicht und „fasten“.

Die Natur hat für diese nahrungslose Zeit – selbst wenn sie einmal länger dauert als nur eine Nacht – unseren Körper mit ausgezeichneten Vorratsreserven ausgestattet. Diese Vorratsreserven werden an verschiedenen Orten in so genannten Nahrungsdepots oder Speichern gelagert.

Auch beim Fasten bedient sich unser Körper dieser Vorratsreserven, um sein optimales Überleben zu sichern. Aber die so genannten „essenziellen Nährstoffe“ (Vitamine, Aminosäuren, Mineralien, Spurenelemente), die wir nur aus viel „lebendiger“ Nahrung beziehen und aus einem gut funktionierenden körperlichen Regelwerk verwerten können, werden bei solchen Fastern schnell aufgezehrt sein.

Wir setzen das Naturfasten mit Bedacht nur kurzfristig ein – als Vorspann vor einem längeren erweiterten Fasten mit Flüssignahrung (Tees, Brühe, Säfte).

Achtung: Wochenlanges Naturfasten ist schädlich!

Wie merke ich, wenn ich hungere?

Beim Hungern ist der Körper gezwungen, seine Energie aus den „Substanzreserven“ und nicht mehr nur aus den „Vorratsreserven“ zu beziehen, um zu überleben. Damit ist die Grenze vom Fasten zum Hungern überschritten und die zur Hungerkur gewordene Fastenkur richtet Schaden an.

Das Hungern beim Fasten macht sich in bestimmten Signalen bemerkbar. So durch plötzliche starke Hungergefühle, nachdem man lange vorher nicht den geringsten Hunger verspürt hat – abgesehen von den ersten Umstellungstagen auf den Fastenhaushalt des Körpers. Auch weist eine plötzliche rapide Gewichtsabnahme – mehr als die ca. 500 g täglich beim Wasserfasten – darauf hin, dass es gefährlich wird.

Achtung vor radikalem Hungern. Die Schäden können erst nach Jahren sichtbar werden.

Wir empfehlen daher, das radikale Naturfasten beim selbstständigen Fasten ohne therapeutische Fastenbegleitung niemals länger als vier Tage durchzuführen.

Hauptvoraussetzung: diese Tage unbedingt in berufsfreie Zeit legen, die auch familiär unbelastet ist!

Tipp

Bei aufkommenden Hungergefühlen ein paar Spritzer Zitronen- oder Orangensaft in ein Glas Wasser geben. Eventuell kann man auch einen ganz hellen Salbeitee bereiten (wenig Salbei): 3 Minuten kochen, 10 Minuten ziehen lassen.

Plan für ein Vier-Tage-Naturfasten als Auftakt zum Saftfasten

Der folgende Plan gibt Beispiele, wie man die vier variablen Fastentage zum Loslösen vom Gewohnten gestalten kann.

- **Vorabend:** Einlauf oder Colon-Hydro-Therapie – Natrontrunk vor dem Schlafengehen.

- **Morgens:** Lange ausschlafen, falls möglich. Sich ausmalen, wie schön es ist, durch das Fasten unabhängig zu sein vom Essen-Beschaffen, Essen-Kochen, Mahlzeiten-Einhalten. Schreiben Sie eventuell die drei „Morgenseiten“ zum Entsorgen des Seelenmülls. Ganzkörper-Trockenbürsten, F.-X.-Passage-Trunk, danach: Kauöl ziehen, Wechseldusche heiß-kalt – Körperpflege nach Wunsch und Bedarf (siehe 12-Punkte-Programm, Punkt 12).

Die Zahnpflege ist immer besonders wichtig beim Fasten wegen der intensiven Ausscheidungen!

- **Frühstück:** $^3/_4$ Liter körperwarmes Wasser – mehrfach gekochtes „Ayurveda“-Wasser leitet am besten aus – mit Saft einer halben Zitrone. Langsam und schluckweise trinken.

- **Mittags bis abends:** alle 30 Minuten 1 Glas Wasser – abgekühltes Ayurveda-Wasser, evtl. auch zwischendurch kühles Wasser in der warmen Jahreszeit. Mittagsruhe einhalten und einen feuchtwarmen Heublumensack – umwickelt mit einem Handtuch – auf die Leber (rechter Rippenbogen) legen!

Tipp

Bei Unruhezuständen, auch wenn der Bauch krampft: 5 Tropfen Hyperforat-Presssaft aus Johanniskraut unter die Zunge geben – wirkt Wunder!

- **Spätnachmittags bis abends:** Einlauf oder Colon-Hydro-Therapie II, danach „Colina“ einrühren plus ein Tütchen „Elotrans“ für den Elektrolytausgleich nach der Entleerung!

Darm- und Atemübungen

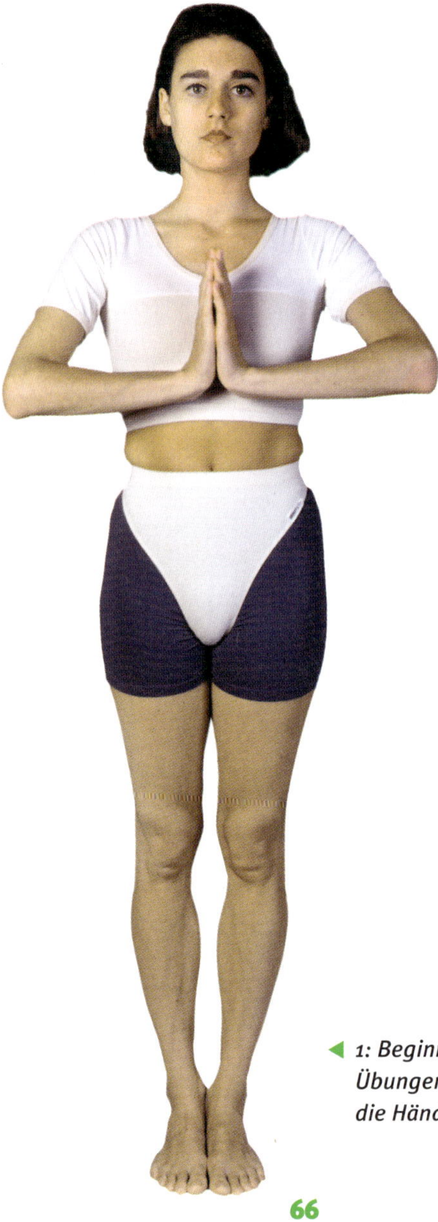

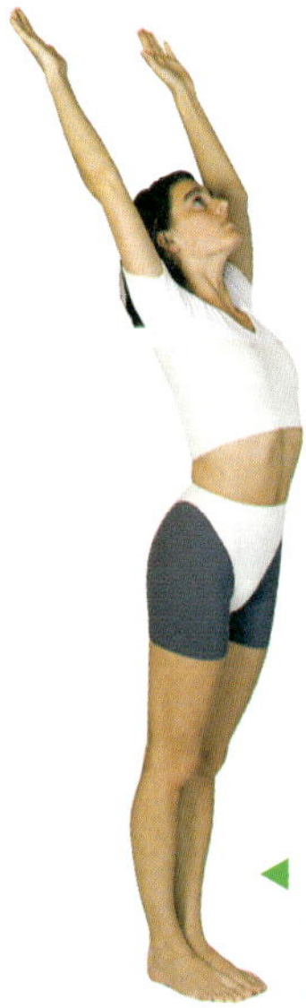

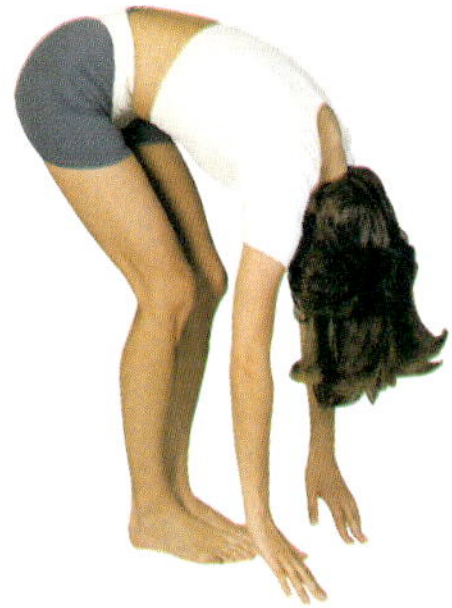

▲ *3: Beim Ausatmen beugen Sie sich weit nach unten, die Fingerspitzen sollten neben den Füßen den Boden berühren.*

◀ *2: Atmen Sie ein, und strecken Sie dabei Ihre Arme nach oben und nach hinten.*

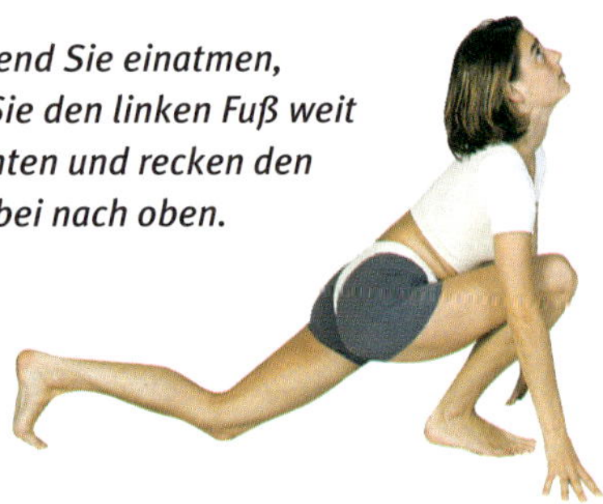

▶ *4: Während Sie einatmen, setzen Sie den linken Fuß weit nach hinten und recken den Kopf dabei nach oben.*

◀ *1: Beginnen Sie Ihren Tag mit ein paar leichten Yoga-Übungen. Stellen Sie sich aufrecht hin, und legen Sie die Hände vor Ihrer Brust zusammen.*

- **Abends:** Fußbad mit ansteigender Temperatur (kühl anfangen und heißes Wasser zuschütten, bis es sehr gut warm ist) – als Gefäß- und Kreislauftraining und zum leichteren Einschlafen. Je nach Lust und Jahreszeit können leichte abendliche Dehn- und Atemübungen bei geöffnetem Fenster, im Freien oder im gut vorher gelüfteten Zimmer gemacht werden – einfache Yoga-Asanas mit Streckungen und geraden Ausrichtungen, Kerze, Kopfstand usw.

- Vor dem **Schlafengehen:** Wechseldusche und gleich zu Bett! Den vorbereiteten körperwarmen Natrontrunk schluckweise trinken. Ein Glas frisches Wasser evtl. mit etwas rosa Grapefruit drin als Nachtrunk bereithalten!

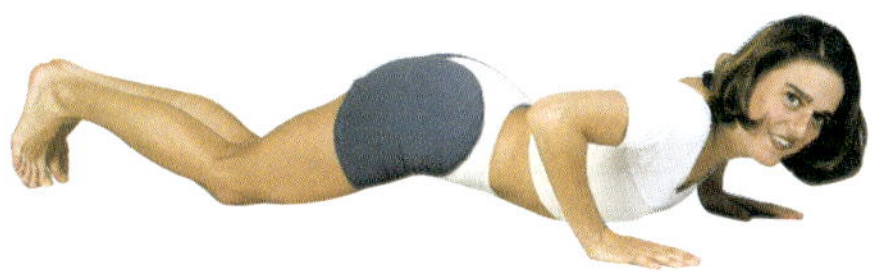

▼ *5: Atmen Sie aus, und stellen Sie den rechten Fuß neben den linken. Drücken Sie die Knie durch (die Fersen sollten möglichst den Boden berühren), und beugen Sie den Kopf in Richtung Knie.*

▲ *6: Beugen Sie die Arme, und bewegen Sie die Brust über den Boden. Dabei die Knie leicht einknicken.*

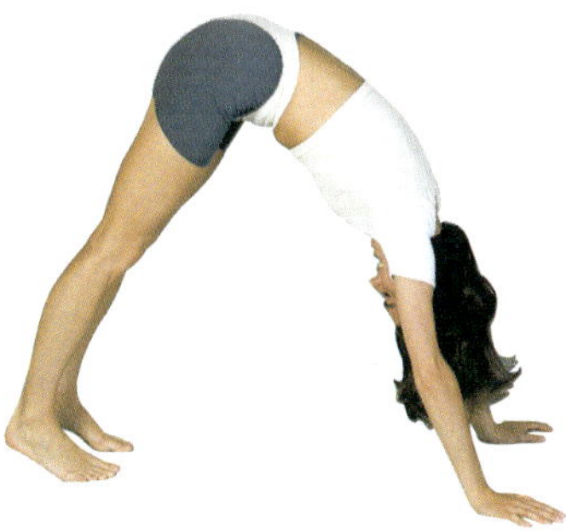

▼ *7: Nun drücken Sie die Arme durch, lassen Sie den Körper entspannt durchhängen, und atmen Sie kurz aus.*

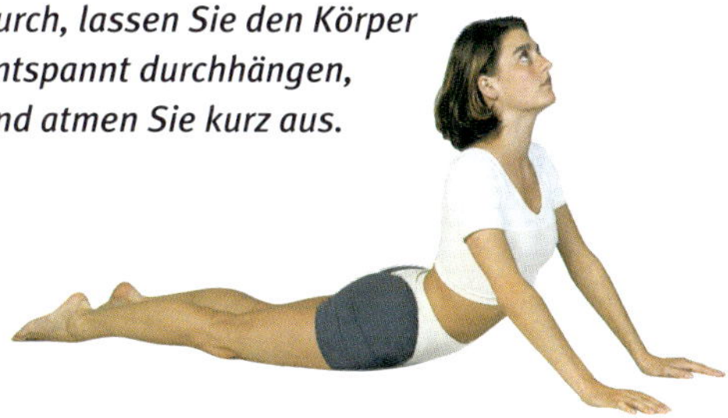

Fasten-baustein 2

Lustvoll umstellen mit Frischsäften!

Frische Säfte liefern Proteine, Kohlenhydrate, essenzielle Fettsäuren, Vitamine, Mineralien und andere Nährstoffe, die für Ihre Gesundheit unerlässlich sind.

Saftfasten ist eigentlich gar kein richtiges Fasten, wie es landläufig verstanden wird. Denn mit den frischen Presssäften aus allen möglichen pflanzlichen Produkten – Früchten, Gemüsen, Knollen aller Art sowie Garten- und Wildkräutern, sogar aus Blättern von Bäumen, Sträuchern und Kakteenpflanzen – haben wir eine hochkonzentrierte Zellernährung gesichert.

Saftfasten ist ein erweitertes Fasten, ein Fasten mit Flüssignahrung. Fasten ist es aber doch, weil für die Verdauung ein Extra-Schongang eingelegt wird dadurch, dass die mechanische Zerkleinerung bereits außerhalb des Körpers geschehen ist. Daher müssen die beim Zerkleinern tätigen Magen- und Gallensäfte nicht mit ihrer vollen Kapazität aktiv werden. Die Saftnahrung kann so im Verdauungstrakt sehr schnell in energetische Nährlösungen umgewandelt werden und über die Darmwandschleimhäute an die Organorte kommen. Dort werden die wertvollen Essenzen unmittelbar als Nahrung für die Zellen eingesetzt. Der gesamte Organismus kommt weitgehend verlustfrei zu einem Maximum an Zellerneuerung und Zellverjüngung. Wenn das Saftfasten mit einer Darmentschlackung und -säuberung verbunden ist, ist diese Wirkung noch zusätzlich verbessert.

Sowohl für die Wohlstandsesser als auch für die Ess-Verweigerer kann das „erweiterte Fasten" mit frischen Presssäften auf einfache und erstaunliche Weise alle Körper- und Seelenkräfte regenerieren! Während sich bei den einen nach und nach das schwammige Fettgewebe abbaut, bauen die anderen wieder festes Muskelgewebe auf und lernen erst wieder die Freude an qualitätsvollen Speisen.

Plan für das mehrwöchige Saftfasten

Die elegante Langzeit-Fastenkur für alle Fälle und zu jeder Jahreszeit. Allerdings sollte das Saftfasten höchstens 42 Tage dauern.

Das Saftfasten sollte höchstens 42 Tage dauern.

- **Vorabend:** Einlauf oder Colon-Hydro-Therapie – Natrontrunk vor dem Schlafengehen.

- **Morgens:** Lange ausschlafen, falls möglich. Sich ausmalen, wie schön es ist, durch das Fasten unabhängig zu sein vom Essen-Beschaffen, Essen-Kochen, Mahlzeiten-Einhalten! Eventuell die drei „Morgenseiten" schreiben. Ganzkörper-Trockenbürsten, F.-X.-Passage-Trunk, danach: Kauöl ziehen. Wechseldusche heiß-kalt, Körperpflege nach Wunsch und Bedarf (siehe 12-Punkte-Programm, Punkt 12).

Achtung! Gesamttagesmenge an Flüssigkeit:
- *2–2,5 Liter bei Körpergewicht bis 60 kg*
- *3 Liter bei Körpergewicht bis 80 kg*
- *4 Liter bei mehr als 80 kg Körpergewicht.*

- **Frühstück:** $^{1}/_{4}$ Liter Orangen-Frischsaft oder Früchtemix-Frischsaft (nach Saison: Apfel-Birne-Karotte-Banane-Aprikose-Pfirsich-Mango).

Tipp

Wenn Sie Karotten verwenden, sollten Sie $^{1}/_{2}$ TL Olivenöl zugeben und alles gut mischen. Das Vitamin A der Karotte kann nur mit Fett verwertet werden.
Wichtig: *Säfte schluckweise gut einspeicheln, dann schlucken! Die Schaumteile beim frischen Presssaft enthalten wertvollste Substanzen: auslöffeln! – Bei schärferen Fruchtsäuren das Nachspülen der Zähne mit lauwarmem Wasser nicht vergessen.*

Blonde Tees sind ganz helle Tees mit wenig Kräutern.

- **Zwischendurch:** Blonde Tees, Salbeitee-Mix nach Breuß, Lapachotee, grüner Tee.

- **Mittagsruhe** einhalten mit einem feuchtwarmen Heublumensack – umwickelt mit einem Handtuch – auf die Leber (rechter Rippenbogen).

- **Nachmittägliche** „Heure bleue", die „blaue Stunde" – ca. 15.30–16.30 Uhr – gibt dem Tag „das besondere Etwas": hübsch eindecken, schöne Gläser, evtl. Kerze an, Duftlampe, $^{1}/_{8}$ l Dunkelrotsaft, Schwarze Johannisbeere (Cassis), Schlehe, Holunder, dunkle Kirsche, Traube. Ausnahmsweise bei Bedarf gute Fertigsäfte:

Tipp

Was tun bei kleinen Beschwerden und Unwohlsein?

- *Bei Einschlafproblemen trotz warmem Fußbad kann $^{1}/_{8}$ l rosa Grapefruitsaft helfen.*

- *Bei Magen- oder Darmempfindlichkeit gegenüber den Frischsäften sind Schleimzusätze sehr angenehm und hilfreich. Besonders lindernd wirkt Gerstenschleim, aber auch Schleim von Haferflocken und frisch geschrotetem Leinsamen ist empfehlenswert. Rezept: $^{1}/_{4}$ l Wasser und 1 guter Teelöffel Schrot aus Gerste, Hafer und Leinsamen kalt zusetzen, das Ganze unter Rühren aufkochen lassen, ca. 5 Minuten leicht köcheln, dann im Haarsieb abseihen. Nach dem Abkühlen auf Trinkwärme den Säften zusetzen, ein guter Esslöffel Schleim auf $^{1}/_{4}$ l Saft, gut verquirlen.*

Zusätze aus Hafer- oder Gerstenschleim machen jeden Frischsaft auch für Empfindliche verträglich!

Schneekoppe, Eden, Beutelsbacher, Voelkel. Anschließend die Zähne wegen der Dunkelfärbung nachputzen.

- **Zwischendurch:** bei Wunsch mehrfach abgekochtes „Ayurveda"-Wasser, evtl. mit einigen Sprizern Zitronensaft.

- **Spätnachmittags bis abends:** Einlauf oder Colon-Hydro-Therapie II, danach „Colina" einrühren plus ein Tütchen „Elotrans" für den Elektrolytausgleich nach der Entleerung.

- **Früher Abend (ca. 18.30–19.30 Uhr):** Im Sommer Melonensaft; sonst nach Wunsch Gemüsemix oder – vor allem im Winter – warme Brühe (evtl. durchpassiert), pflanzliche Trinkbrühe, (evtl. auch mit etwas verquirlter Miso-Paste, Shoyu-Sauce, Kürbiskernöl, geröstetem Sesamöl, etwas gutem Ingwerpulver angereichert).

„Manche fasten merkwürdig leicht, finden sich meist angeregt und haben das Empfinden, das Denken sei beim Fasten klarer."
Karl O. Glaesel

- **Abends:** Fußbad mit ansteigender Temperatur (kühl anfangen und heißes Wasser zuschütten, bis es sehr gut warm ist) – als Gefäß- und Kreislauftraining und zum leichteren Einschlafen.

Tipp

Für die Entgiftung/den Zellaufbau: Täglich morgens und abends ein Schnapsgläschen grünen Weizengras- oder Gerstengrassaft oder Aloe-vera-Frischsaft oder Spirulinapulver in etwas Wasser verwirbelt.

- **Je nach Lust und Jahreszeit** können leichte abendliche Dehn- und Atemübungen bei geöffnetem Fenster, im Freien oder im vorher gut gelüfteten Zimmer gemacht werden – einfache Yoga-Asanas mit Streckungen und geraden Ausrichtungen, Kerze, Kopfstand usw.

> **Tipp**
>
> *Bei Herz-Kreislauf-Schwäche ist $^1/_2$–1 Presstablette Weißdorn (Crataegutt forte oder novo) eine gute Stütze; zwischendrin auch 1–2 Strophantin-Tabletten (von Fides) zerknacken.*

- **Vor dem Schlafengehen:** Wechseldusche und anschließend gleich zu Bett! Den vorbereiteten körperwarmen Natrontrunk langsam schluckweise trinken. Mit einem Glas frischem Wasser oder Grüntee nachtrinken.

Fastenbaustein 3

Kauenlernen beim Fasten

Durch das Einspeicheln verwandelt sich schon im Mund Stärke in Zucker!

Die „Trockene-Semmel-Kur“ nach Mayr wird gerne als eine Milchkur dargestellt, was unter psychologischen Gesichtspunkten auch durchaus verständlich ist. Denn es ist ja für die nicht wenigen unter uns, die eine gewisse Angst vor dem Fasten haben, überaus tröstlich zu wissen: Beim „Mayrn“ haben sie Milch, Weißbrot und sogar Honig vor sich, so fühlen sich die Kinderseelen in uns geborgen. Allerdings hat F. X. Mayr selbst die Milch nur jeweils in kleinen Kaffeelöffelportionen als Zugabe zu dem mindestens fünfzigmal im Mund herumgewälzten Semmelbrei vorgesehen.

Mayr hat auf Tischkultur gepocht, auch ohne leinengedeckten Tisch mit Kristall und Porzellan. Es war ihm überaus wichtig, dem täglichen Brot seine Würde zurückzugeben. Jeder sollte sich ohne Ablenkung auf den Beginn des Verdauungsvorgangs konzentrieren.

Denn das gesunde Verdauen beginnt bereits in der Mundhöhle mit dem Einspeicheln der Speisen und mit dem guten Durchkauen des Essens. Wenn die Drüsentätigkeit im Mund anläuft, erhält auch die Bauchspeicheldrüse blitzschnell das Signal, sich startbereit zu machen für die weitere Verdauung. Mit dieser Vorbereitung funktioniert das durch den Zivilisationsprozess ermattete Organ wieder bestens. Der zuvor in Erlahmung nieder liegende Dünndarm erhält einen neuen Anreiz zur Tätigkeit. Mit dem brockenweisen Herunterschlingen, wie es heute immer üblicher wird, beginnt bereits der Verschleiß und die Vergiftung unsers Organismus durch Unverdautes und Unverdauliches.

Wir empfehlen grundsätzlich bei Anfängern in der Colon-Hydro-Therapie, eine Mayr-Kur kurz vor der Therapie zu beginnen und während der ersten Ausräumungswoche oder auch während der ersten beiden Ausräumungswochen beizubehalten.

„Mayrn" vor der Dickdarm-Reinigungskur (Colon-Hydro-Therapie) ist immer empfehlenswert.

Denn dann ist der Organismus nicht damit überfordert, beide Vorgänge – ein strengeres Fasten und eine gehörige Giftausräumung über den Darm – zu gleicher Zeit verkraften zu müssen. Für den erfahrenen Faster, der bereits seine erste Serie von Darmsäuberungen hinter sich hat, verhält sich dies anders. Und trotzdem ist auch in diesem Fall Schonung geboten für den Stoffwechsel und den Darm.

Als Überleitung zum Normalessen nach einer längeren Periode des Saftfastens ist die Mayr-Kur gerade wegen der intensiven Kauschulung, die eine ihrer Grundlagen darstellt, in ganz hervorragender Weise geeignet. Denn dadurch lernt man auf ganz unvergleichliche Weise, wie lange Zeit des Kauens nötig ist, um einen flüssigen Speisebrei im Mund zu erhalten. Die Fleischbrocken bei der Normalkost werden auf diese Weise derartig groß und gewaltig, dass sich der Fleischverzehr nach einigen Fastenphasen mit „Mayr-Kauen" ganz von allein auf das gesunde Maß reduziert.

Nach einer längeren Saftfastenkur – die im Idealfall mit einer gründlichen Darmreinigung verbunden sein sollte – ist es wichtig, dass eine verbesserte natürliche Stuhlentleerung in Gang kommt. Vor allen anderen Dingen trägt dazu die „Erziehung des Darmes zur Pünktlichkeit" bei.

Wenn das Darmsystem vollkommen gesund ist, funktioniert es nach einem ganz einfachen Prinzip: „Kommt oben etwas hinein, muss unten dafür etwas herausgehen!" Dieses Prinzip kann und sollte von uns nach dem Fasten gezielt trainiert werden. Denn während des Fastens sind alle Verdauungsorgane sauber und in einem optimalen Aufbau begriffen. Die vorhergehende Schonzeit hat den ganzen Darmtrakt feinfühliger gemacht und damit auch „lernfähiger".

Wir sollten unter allen Umständen unseren Darm zu regelmäßigen Zeiten an die Entleerung gewöhnen.

Nach den Gesetzen unserer inneren „Organuhr" bereitet der Dickdarm morgens zwischen 5 und 7 Uhr seine wichtigste Entleerung vor, es ist in unserem natürlichen Rhythmus die „Dickdarm-Zeit". Sie sollte von uns unbedingt berücksichtigt und nicht ohne Not übergangen werden! Selbst wenn der Drang nicht gleich da ist: Das „Als-ob" üben, einfach morgens zu einer festen Zeit „auf den Topf" – wie früher „bei Muttern" – und so lange gelassen warten, bis etwas „drin" ist. Anfangs empfiehlt es

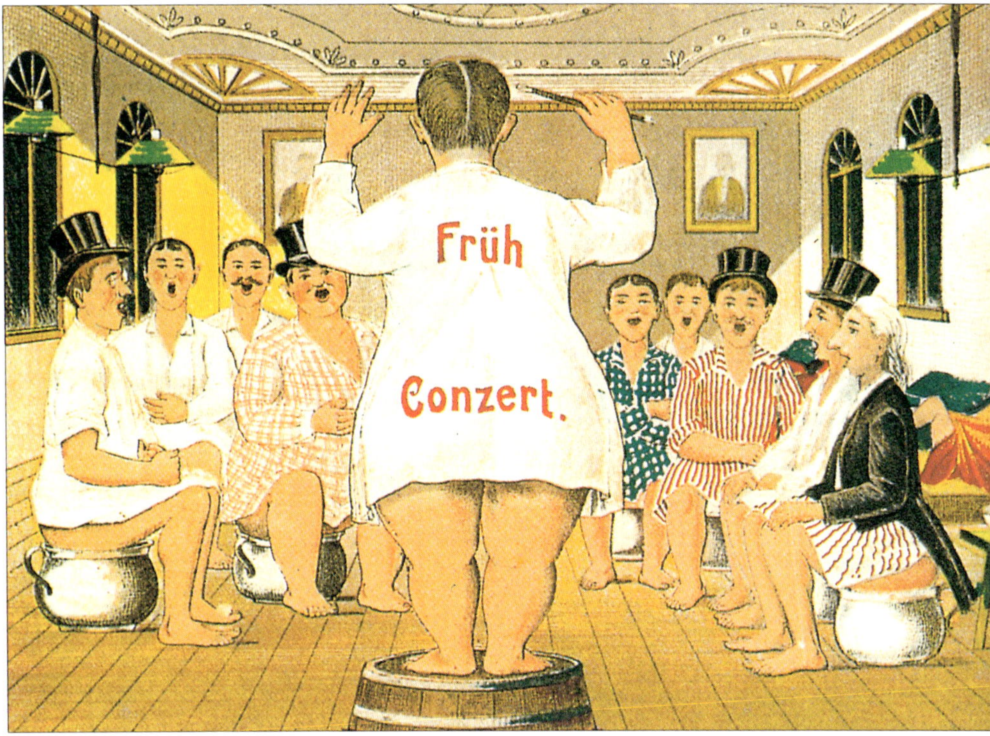

Nehmen Sie den regelmäßigen morgendlichen Gang zur Toilette in Ihr Tagesprogramm auf! (Postkarte um 1900)

sich, das Prozedere mit viel Geduld zu wiederholen. Das Ziel einer echten Darmgesundheit muss sein: Wenn oben etwas hineinkommt, muss unten etwas herausgehen – nach jeder Mahlzeit Stuhlgang!

Selbst derjenige, der schon vor sieben Uhr aus dem Hause hetzen muss und sich dann im Büro kaum auf die Toilette traut angesichts der vielen Arbeit: Er ist es seiner Gesundheit schuldig, dass er einfach geht, wenn es so weit ist! Und dass er es sich ruhig gemütlich macht dabei und sich lockert.

Wir erinnern uns immer noch daran, dass der berühmte Krebstherapeut Dr. Simonton aus Kalifornien, as er in Stuttgart einen Tages-Workshop leitete, gegen 10 Uhr mitten aus dem Rede-und-Antwort-Stehen nach einem seiner Vorträge dem Auditorium vollkommen gelassen mitteilte, er müsse mal eben zur Toilette. Nach einer angemessenen Pause erschien er wieder, ein fröhliches Lächeln auf dem Gesicht und sichtlich „erleichtert". Damit wollte uns der berühmte Arzt demonstrieren, dass nur ein Therapeut, der seine eigenen gesundheitlichen Ratschläge selbst sichtbar vorlebt, in der Lage ist, auch seine Patienten zu einem gesundheitsbewussten Lebenswandel zu animieren.

Die 10-Tage-Kur: Semmelfasten nach F. X. Mayr

F. X. Mayr wollte mit seiner „Semmel-Kauschule" ein „Fasten ohne Fasten" anregen für jedermann und zu jeder Zeit!

Vier Tage vor Beginn der Kur sollten Sie drei bis vier Brötchen (Semmeln) besorgen und diese an der Luft trocken werden lassen.

Tipp

Keine Fabrikbrötchen kaufen, da sie getrocknet und lange gekaut wie „Schaumgebäck" im Mund zerlaufen und daher ein Ärgernis sind! Nur gute, echte Bäcker-Brötchen, Baguette-Brötchen oder ein kleines gutes Weißbrot (Kastenbrot) von einem guten Bäcker!

- **Morgens:** Evtl. die drei „Morgenseiten" schreiben, zum Entsorgen des Seelenmülls – ansonsten ist ein ganz normaler Arbeitsalltag möglich. F.-X.-Passage-Trunk, Ganzkörper-Trockenbürsten, Wechseldusche heiß-kalt – Körperpflege nach Wunsch und Bedarf (siehe 12-Punkte-Programm, Punkt 12).

Tipp

Es ist sehr wichtig, mit der Mahlzeit aufzuhören, sobald das erste Sättigungsgefühl da ist. Diese Feinfühligkeit für das Signal: „Es ist genug!“ sollte man bewusst trainieren und auch später beim Normalessen beibehalten.

- **Frühstück:** Nach Mayr sollte das Frühstück die Hauptmahlzeit des Tages sein, weil dann das Verdauungssystem am ausgeruhtesten und am leistungsfähigsten ist. Daher jetzt üppig zugreifen, die hübsch angerichteten trockenen Schnitten in nicht zu großen Bissen im Mund ausgiebig kauen. Es empfiehlt sich, auf 50 Kauvorgänge zu zählen, gerade wenn man sonst ein „schneller Schlinger“ ist. Erst wenn der Brei im Mund angefangen hat, süß zu werden, soll ein kleiner

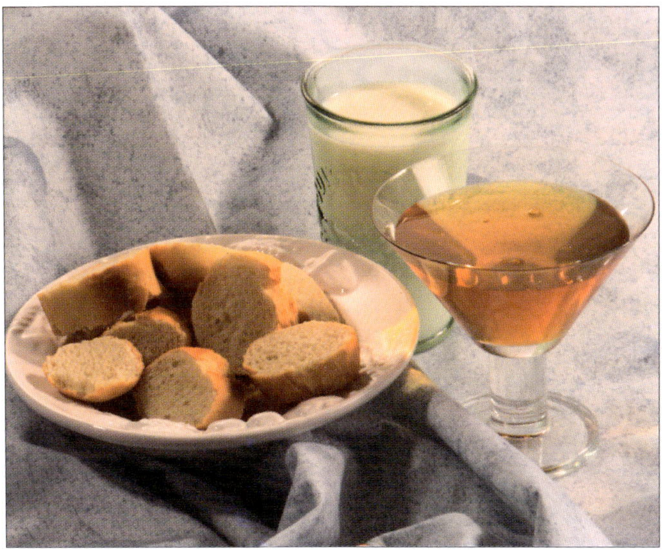

Beim Semmelfasten nach Mayr darf man außer Weißbrot auch Milch in geringen Mengen und Honig zu sich nehmen.

Die „Mayr-Kur“ benutzt Milch nur tropfenweise als Hilfe zum Einspeicheln.

Teelöffel mit Milch (alternativ: mit etwas Wasser verdünnte Sahne, bei Milch-Allergikern leichte Trinkbrühe) dazukommen, weitervermischt und dann heruntergeschluckt werden.

- **Zwischendrin:** Kräutertees mit viel Abwechslung, Früchtetees seltener; evtl. auch einen guten Frucht- und Getreidekaffee mit etwas Sahne und Honig (Naturana, Demeter, Lima).

- **Mittagessen:** Wie Frühstück! Es sollten ca. 5 Stunden Abstand zum Frühstück sein.

- **Mittagsruhe** einhalten mit einem feuchtwarmen Heublumensack – umwickelt mit einem Handtuch – auf die Leber (rechter Rippenbogen).

- **Spätnachmittags bis abends:** Einlauf oder Colon-Hydro-Therapie II, danach „Colina“ einrühren plus ein Tütchen „Elotrans“ für den Elektrolytausgleich nach der Entleerung.

- **Abendtee:** Reichlich Kräutertee, 2–3 Scheiben Zitrone oder Orange im Tee auslaugen lassen, zuletzt aussaugen! Es kann auch ein kleines Gläschen ($^1/_8$ l) Rotwein genossen werden! – Keine Semmeln nach spätestens 16 Uhr.

- **Abends:** Ein Fußbad mit ansteigender Temperatur (zunächst kühl anfangen und dann heißes Wasser dazuschütten, bis es sehr gut warm ist) – als Gefäß- und Kreislauftraining und auch zum leichteren Einschlafen.

- **Je nach Lust und Jahreszeit** können leichte abendliche Dehn- und Atemübungen bei geöffnetem Fenster, im Freien oder im vorher gut gelüfteten Zimmer gemacht werden – einfache Yoga-Asanas mit Streckungen und geraden Ausrichtungen, Kerze, Kopfstand usw.

- **Vor dem Schlafengehen:** Wechseldusche und gleich zu Bett! Den vorbereiteten körperwarmen Natrontrunk schluckweise trinken.

Tipp

Die Normal-Kost nach den Fastenphasen:

- *Einiges wirklich Wichtiges umstellen – gleich oder nach und nach!*
- *Genau wissen, wie eine schlecht ernährende, aber aus verschiedenen Gründen unvermeidliche Speisung später „ausgeglichen" werden kann!*
- *Regelmäßige „Einkehr-" und „Auskehrtage" planen! Vorschlag: zwei große saisonale Zeiträume über 3–4 Wochen plus kleinerer Fastenphasen zu je 10 bis 14 Tagen zwischendrin! Ideal: eine kleinere oder größere Phase in jedem Quartal!*

Nach mehreren Fastenkuren (nach Baustein 1–3 nach freier Wahl) mit Darmreinigungen und Darmsanierungen ist ein Durchbruch zu echter Gesundheit erreicht, wenn auf nahezu jede Mahlzeit eine prompte Stuhlentleerung erfolgt und wenn diese kaum Anlass zu einer Säuberungsaktion ist – gesunder Stuhl schmiert nicht!

Regelmäßige Fastenzeiten und regelmäßige Fasten-Ausgleichstage sind als Gesundheitsvorsorge in Eigenverantwortung anzusehen.

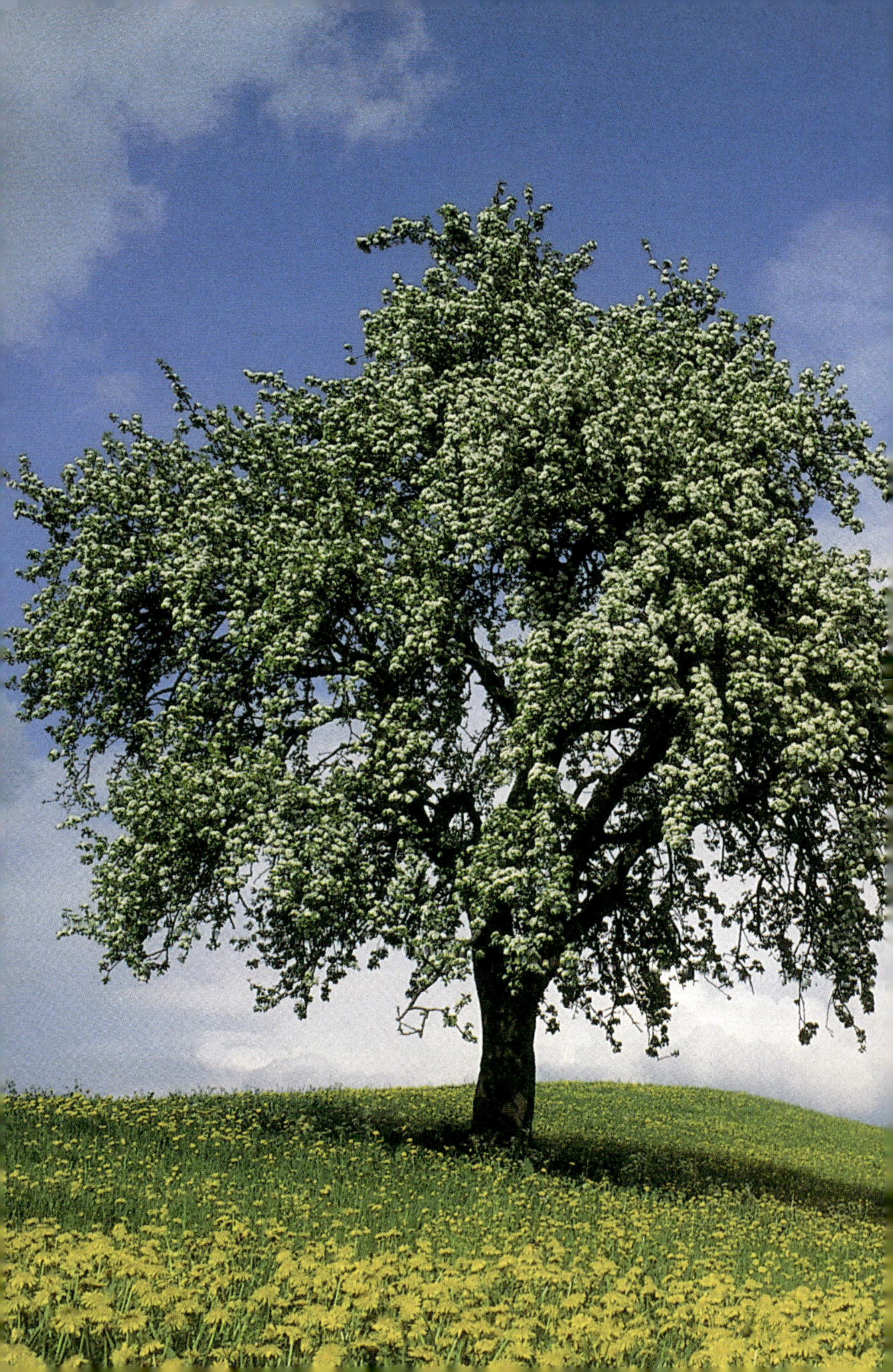

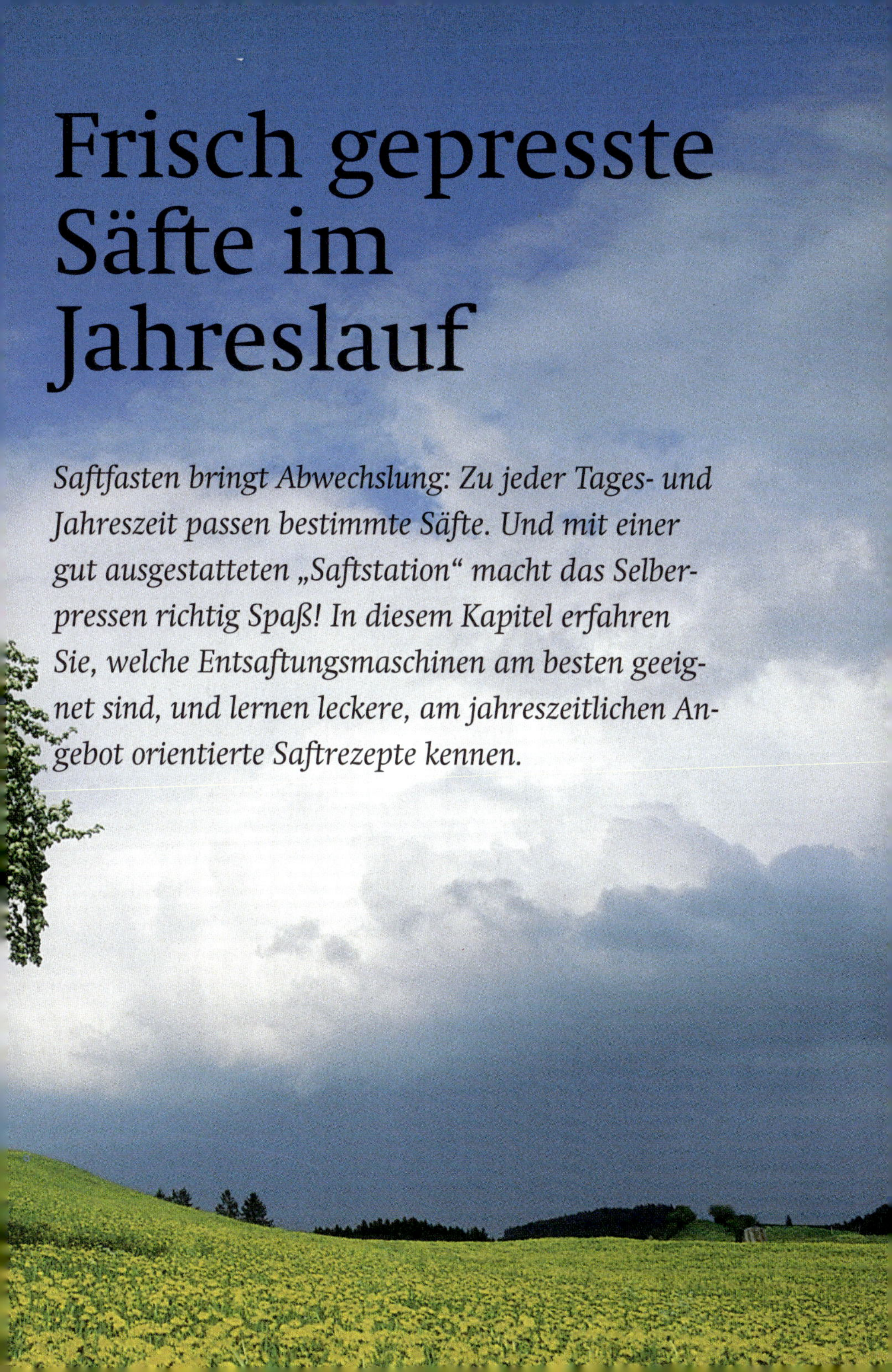

Frisch gepresste Säfte im Jahreslauf

Saftfasten bringt Abwechslung: Zu jeder Tages- und Jahreszeit passen bestimmte Säfte. Und mit einer gut ausgestatteten „Saftstation“ macht das Selberpressen richtig Spaß! In diesem Kapitel erfahren Sie, welche Entsaftungsmaschinen am besten geeignet sind, und lernen leckere, am jahreszeitlichen Angebot orientierte Saftrezepte kennen.

Omas Gartenparadies ist leider längst passé. Aber die Lust am acker- und baumfrischen Genießen ist ebenso wenig vergessen wie die Erinnerung an damals. Sie erwacht neu, wenn das eigene Entsaften mit einer guten Pressmaschine beginnt! So wie schon lange nicht mehr ist die Freude und die Lust am Probieren da, am Schmecken, Riechen, am genussvollen Schlucken… Frischernte in flüssiger und intensivierter Form und angenehm verdaulich!

Fastenexperimente – Gemüsesaftfasten als „Hit"

Wir hätten es nicht für möglich gehalten, sonst hätten wir schon vor zehn Jahren die Konsequenz gezogen und diese Maschine gekauft! Es hätte uns zehn Jahre Ernährungs- und Fastenexperimente in die verschiedensten Richtungen erspart.

Wer richtig gepresste Säfte gekostet hat, kann nicht mehr darauf verzichten!

Dennoch – es hat alles im Leben seinen Sinn! Wir konnten probieren und vergleichen. Unsere jährlichen Fastenkuren variierten: Buchinger-Fastentage mit Tees und täglicher Basenbrühe, dazwischen die nützliche Mayr-Semmel-Kauschule, dann kürzere Versuche mit Nulldiät auf Wasser-Blondtee-Basis (Blondtees: ganz helle Tees mit wenig Kräutern).

Alles das gekoppelt mit einer Ausraumung unserer Schlackenbestände im Darm – mit ungeheuren Überraschungen und der Erkenntnis: Der alte Mayr und die Pathologen um die Jahrhundertwende hatten absolut Recht! Unsere Därme sind erweitert ab der Baby-Kuhmilchnahrung, der Dünndarm ist verdauungs- und bewegungsschwach, die Dickdarmtaschen sind voll von jahrzehntealtem Kleister, unsere Darmflora ist aus dem Gleichgewicht!

Dann kam das Frühjahr mit unserem bisher ausgereiftesten Fastenkonzept und einer Fastenpatienten-Gruppe, die erfreulich gut mitzog. Wir fasteten mit Frischsäften bzw. mangels richtiger Ausstattung und Zeitorganisation mit den sehr guten Fertigsäften der Schweizer Firma Biotta: unerhitzte, auf – allerdings pasteurisierter – Süßmolke aufgebrachte und daher gut haltbare Gemüsesäfte.

Saftfasten als Krebsvorsorge

Im Zentrum stand für uns der berühmte Breuß-Rote-Bete-Mischsaft: der Saft für die „Krebskur total" des Vorarlberger Naturheilers Rudolf Breuß. Wir hatten uns mit dem Breuß-Enkel in Verbindung gesetzt und von ihm den Arztbericht über die erstaunlich erfolgreiche sechswöchige Fasten-Heilkur mit dieser Saftmischung in einer einschlägigen deutschen Krebs-Kurklinik mit acht Krebspatienten erhalten. Alle acht waren „austherapiert", was so viel heißt wie „aufgegeben".

Am Ende der sechswöchigen Gemüsesaft-Fastenkur musste der berichtende Arzt – der zuvor nach eigener Aussage äußerst skeptisch gewesen war – zugeben, dass es allen Patienten während der Kur sehr viel besser ging, als die Ärzte erwartet hatten. Bei sämtlichen Patienten hatte sich ab dem 12. Tag eine völlige Schmerzfreiheit eingestellt, sodass alle Schmerzmittel abgesetzt werden konnten. Dies war auch bei den beiden schon im Sterbeprozess befindlichen Patienten der Fall, die bis zum Tode eine gute „Lebensqualität" hatten. Ein Patient blieb „reaktionsstarr", weitere drei Patienten erzielten verbesserte Ergebnisse und erhöhte Lebenserwartungen. Zwei Patienten waren komplett geheilt – ihr Krebs im letzten Stadium war verschwunden!

„Zusammenfassend kann gesagt werden, dass es den Patienten während der 42-tägigen Gemüsesaft-Fastenkur sehr viel besser ging, als wir je erwartet hatten."
Prof. Dr. med. F. Douwes

Wir waren fasziniert von der Tatsache, dass ein reines Gemüsesaftfasten – mit bestimmten Kräutertees und täglich zwei Tassen salzfreier Gemüsebrühe – bei Schwerstkranken einen derartigen Aufschwung aller verbliebenen Überlebenskräfte erzielen konnte. Und wir sagten uns, dass wir unsere Fastenzeit auf jeden Fall auf diesen Breuß-Saft ausrichten sollten: Wir wollten unser Fasten als eine Art von Krebsvorsorge verstehen.

Modernisiertes Saftfasten mit Breuß und Walker

Wir sagten uns also: Wir machen das Gemüsesaftfasten zu unserer besonderen Gesundheitsabsicherung! Dabei genehmigten wir uns allerdings einige Abänderungen: Zum zentralen Breuß-Mischsaft aus $^3/_5$ Rote Bete plus $^1/_5$ Möhren plus $^1/_5$ Sellerie plus Kartoffelsaft-Beigabe ($^1/_4$–$^1/_2$ Liter täglich) durften wir uns morgens mit frisch gepresstem Süßorangensaft und am späten Abend mit frisch gepresstem Rosa-Grapefruit-Saft (jeweils ein Glas) verwöhnen. Auf diese Weise hatten wir Breuß und Walker miteinander gekoppelt: Denn der große Fit-for-Life-Apostel hatte empfohlen, morgens den frischen Orangensaft und abends vor dem Schlafengehen den frischen Grapefruit-Presssaft zu trinken.

Frische Zitrus-Presssäfte geben dem Säftefaster die beste Basis für Ausscheidung und Reinigung!

Damit und zusammen mit unseren „Entschlackungs-Drinks“: Natronwasser für bessere Säurenausleitung über Nacht, F.-X.-Passagetrunk für bessere Darmentschlackung über Tag, mit gründlichen Colon-Hydro-Darmspülungen, Einläufen, Mikroflora-Aufbau-Medikamenten sowie einer warmen Gemüse- bzw. Zwiebelbrühe täglich konnten wir wochenlang bestens durchhalten. Ohne Extraferien, jeder mit seiner normalen Arbeits- und Familienbelastung. Und wir hatten wunderbare Erfolge: Jeder erreichte eine erheblich verbesserte Körperform, ein verjüngtes Gesicht mit straffer Haut, glänzenden Augen und gut sitzendem Haar!

Der augenfälligste Erfolg eines Langzeit-Saftfastens hatte sich bei einer Patientin eingestellt, die wir über Jahre nur als reichlich „schwergewichtige" Dame gkannt hatten. Sie hatte über Jahre auch schon alles Mögliche erfolglos versucht, um ihre frühere Jugendleichtigkeit wiederzugewinnen. In diesen Wochen konnte sie bei voller Stabilität – allerdings mit einigen Entgiftungs-Problemen ganz zu Anfang – an die 20 kg Gewicht „ablegen", und das ohne Faltenprobleme, mit attraktiv-schmalerem, anmutigem Gesicht!

Saftfasten plus Darmsanierung: Gewichtsverlust ohne „Gesichtsverlust"!

Nur beim schonendsten Entsaften erreichen wir die vollen Werte und den höchsten Genuss für unseren Geschmackssinn. Mit unserer Gemüse- und Obstsaft-Fastenkur auf Basis der fertig kaufbaren Biotta-Säfte konnten wir schon sehr beachtliche Ergebnisse vorweisen. Sie können jedoch noch erheblich gesteigert werden mit selbst gepressten Frischsäften – wenn die Art der Saftherstellung ein Optimum an Vitalstoffwertigkeit plus lebendigem Magnetismus des Saftgutes gewährleistet. Entsaftungsmaschinen, die dieser Leistungvorstellung entsprechen, gibt es nur aus dem Maschinenpark der „Fit-for-Life"-Bewegung, den wir in einer neu eingerichteten „Saftstation" unserer Naturheilpraxis erproben konnten:

Entscheidend für den Erfolg: die richtige Saftmaschine.

- die „Champion" mit einem Presskolben,
- die baugleiche „Suco",
- die erste Doppel-Presskolben-Maschine „Green Power",
- die zweite Doppel-Presskolben-Maschine „Green Life".

Erst zerreiben – dann pressen!

Dr. Norman W. Walker selbst erfand das Verfahren, wonach zuerst durch Zerreiben alle Pflanzenfasern aufgebrochen werden, die damit ihre lebendigen Moleküle freisetzen. Unmittelbar danach folgt dann der Vorgang des Auspressens, sodass die groben Faserstoffe – und mit ihnen der größte Teil möglicher Schadstoffe – als trockener Trester von einem schaumigen Vollwertsaft getrennt werden, der noch viele gesunde Feinfasern enthält!

Bei allen Maschinen, die nach diesem Verfahren funktionieren, wird das Zerreiben und das nachfolgende Pressen mit einem bzw. zwei rotierenden Kolben im Inneren des „Vorsatz"-Gehäuses erreicht. Bei „Champion" und „Suco" ist der einzige Presskolben mit feinen Metallzähnchen und großzügigen Verwindungsrillen ringsum ausgestattet. Während der Rotation des Kolbens werden die Fasern zerrissen und zerrieben, zugleich wird der flüssige Anteil durch die feinen Löcher einer Siebplatte nach unten abgepresst. Der Trester (so heißt der entwässerte Pflanzenfaseranteil) wird vom Kolben aus dem vorderen Auslass gedrückt. Schon Walker selbst stellte fest, dass gut $^2/_3$ der Schadstoffanteile in diesem Trester verbleiben, sodass der Saft davon weitgehend unbelastet bleibt!

Lebendige Naturmoleküle, Pflanzeninhaltsstoffe und Feinfasern im frischen Schaumsaft!

Bei „Green Power" und „Green Life" verrichten zwei ineinander drehende Edelstahl-Zwillingspresskolben die ganze Arbeit des Zerreibens und Auspressens bei der sensationell geringen Umdrehungszahl von nur 110 Umdrehungen pro Minute – das Pressgut bleibt maximal geschont! „Champion" und „Suco" wärmen das Pressgut mit rund 1400 Umdrehungen pro Minute leicht an, allerdings niemals über die für Enzyme und Vitamine zerstörerische Temperatur von 37 °C.

Auch natürliche Ernährung kommt nicht ganz ohne Technik aus: Auf die richtige Entsaftungsmaschine kommt es an!

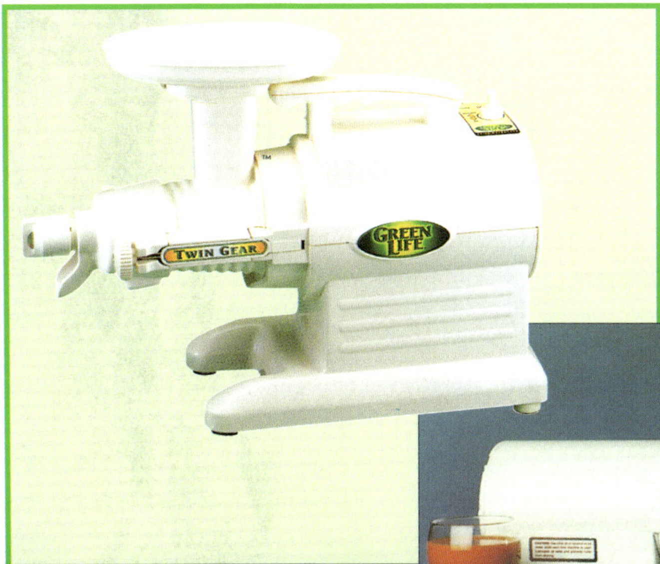

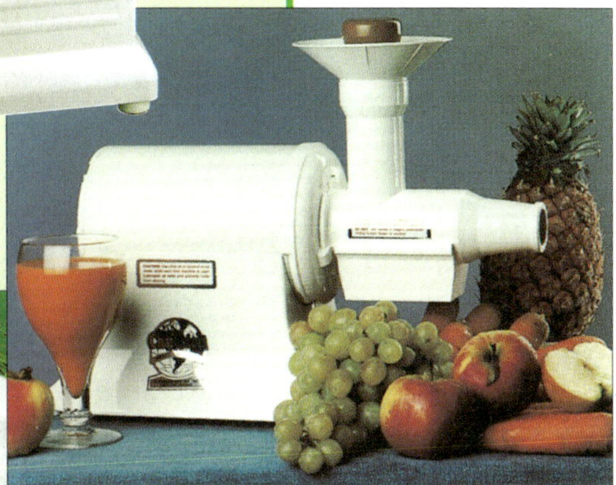

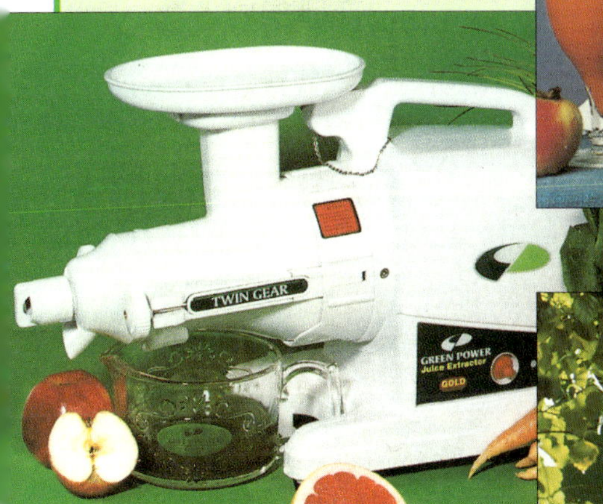

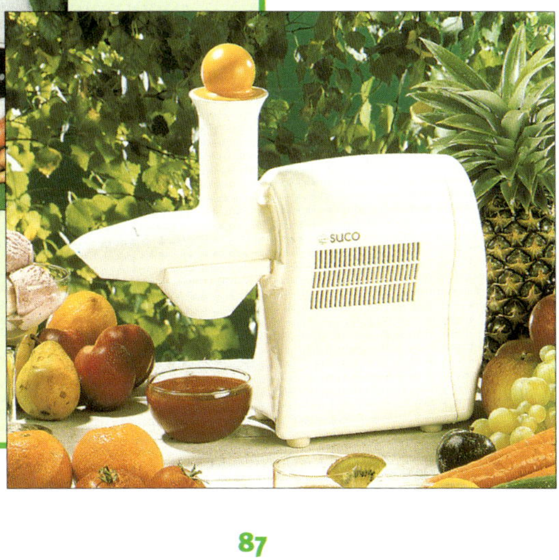

Die Umdrehungszahlen der mit Schneidmessern arbeitenden üblichen Haushalts-Entsafter liegen bei 10 000 pro Minute und mehr: Die Pflanzenprodukte werden brutal zersäbelt und mit hoher Temperaturentwicklung zentrifugiert! Diese Säfte sind deshalb allein schon von ihrer energetischen Ausstattung her reduziert, erschöpft und ihre Vitalstoffwerte aufgrund der Hitze stark beeinträchtigt.

Die überlegt schonende Pressung der Säfte bei den Fit-for-Life-Entsaftern dagegen wird auf sehr überraschende und geradezu erstaunliche Weise offenbar: Diese Saftmoleküle strotzen vor Lebendigkeit!

Wenn der Saft sehr cremig ist, kann er mit Wasser verdünnt werden.

Kein anderer Saft könnte derartig dick mit seinen einzelnen Partikeln an den Wänden der Gläser, Krüge und Thermoskannen haften bleiben! Die Lebenskraft dieser Säfte wird schmeckbar beim langsam genießenden Trinken: Ihr Aroma und ihre pastige Konsistenz ist unerreicht vollblumig und differenziert, wie man das sonst nur bei ganz erstklassigen Weinsorten erleben kann! Und schließlich wird der lebendige Magnetismus aller Saftpartikel schon wenige Minuten nach dem Genießen spürbar als ein deutlicher energetischer Auftrieb im Körper – und auch im Gemüt.

Tipps für die Kaufentscheidung

Die Kaufentscheidung für einen dieser Entsafter ist nicht einfach. Die preisgünstige „Suco“, ein geräuscharmes Leichtgewicht, ist am wenigsten robust, nur halb so schwer, aber ebenso einfach und schnell zu säubern wie die erheblich lautere „Champion“. Diese kann aufgrund ihrer Robustheit im Baugehäuse und im Motor sogar für gewerbliche Zwecke empfohlen werden.

Faszinierend im Ergebnis sind die Doppel-Presskolben-Entsafter. Sie pressen das Gut besonders stark aus und sind daher für Chlorophyllsäfte – aus Gräsern, Wild- und Gartenkräutern – besonders geeignet, daher auch der „grüne“ Name. Hinzu kommt bei ihnen, dass sie in ihren Kolben kräftige Dauermagneten zum zusätzlichen Beleben der organischen Extrakte eingebaut haben.

Damit ist eine gesteigerte Aufnahme der gesunden Inhaltssubstanzen sowie eine gesteigerte Stoffwechselaktivität des aufnehmenden Organismus garantiert.

Wer sich seinen Tagessaft morgens in der Thermoskanne mit zur Arbeit nehmen möchte, sollte vielleicht den Doppel-Presskolben-Maschinen den Vorzug geben, da die Magnetisierung den Saft besonders gut frisch erhält! Damit ist auch ein Ausgleich gegenüber „Champion“ und „Suco“ gegeben, denn die Reinigung der Doppel-Presskolben-Maschinen ist etwas langwieriger.

Praktische Hinweise für die Einrichtung unserer „Saftstation“

Wir sind es unserer Gesundheit schuldig, so oft wie möglich frische Presssäfte herzustellen!

Wir blühen auf, wenn wir diese lebendigen Säfte trinken, und merken dann, was wirkliche „Lebens-Mittel“ sind.

Damit wir das gerne tun, sollten wir uns die „Saftstation“ so komfortabel wie möglich einrichten. Im Folgenden geben wir eine Reihe von Hinweisen, die schnelles, ökonomisches Vorgehen ermöglichen sollen.

Um wirklich eine optimale Nutzung mit dieser „besten Haushaltshilfe“ zu erreichen, sollte ein fester Platz vorgesehen sein! In unmittelbarer Reichweite sollte sich ein Waschbecken befinden, ausreichend Arbeitsfläche für die Vorbereitung des Pressgutes, ein Hocker oder Stuhl, Küchenschürze, Küchentücher.

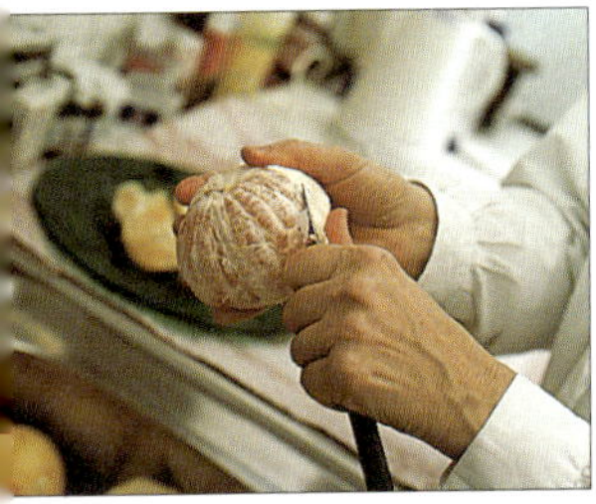

Zuerst wird das Pressgut gesäubert und geschält.

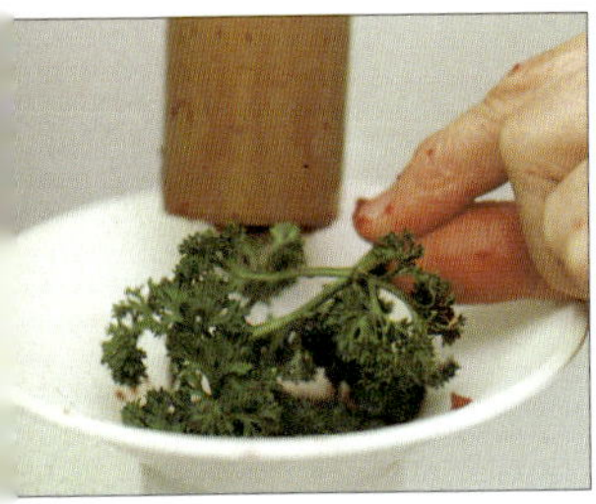

Eingabe des Pressgutes

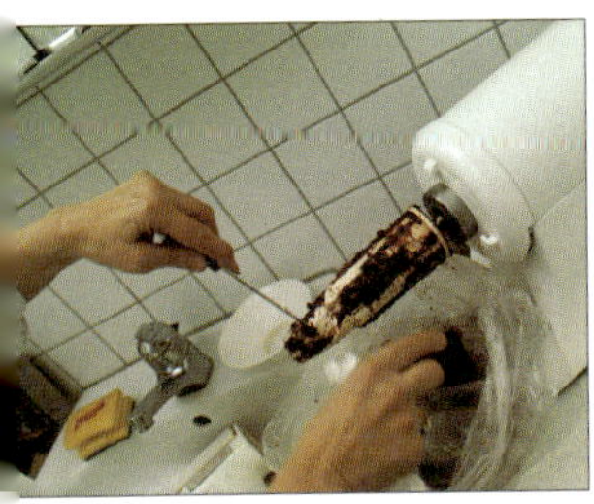

Sehr wichtig: Reinigung und Hygiene

Beim Entsafter sollten in Reichweite bereitgehalten werden: Saftkrüge, Gläser, Schneid- und Putzmesser, ein Schneidbrett, Plastikbehälter, Küchenkrepp, Küchenhandtücher, kleine Plastik-Mülltüten und Gummis (zum Auffangen des Tresters), Gemüsebürsten, Kaliumpermanganat, Bürsten zur Reinigung der Maschine, ein langstieliger Limonaden- bzw. Cocktaillöffel zum Ausräumen von weiterverwendbarem Trester, eine Strick- und eine Häkelnadel für den Hohlraum im Presskolben und engere Passagen der Einzelteile (zum Herausholen des Tresters), einfaches Speiseöl bei „Champion"/„Suco" (um den Kolbenansatz regelmäßig zu fetten), grober Zucker bei „Green Power"/„Green Life" (um ab und zu die Stahlkolben zu reinigen), feines Keim- oder Olivenöl für die Saft-Emulgierung.

Für „Champion" und „Suco" möglichst große Stücke schneiden, die gerade noch in den Stutzen passen, bei „Green Power" und „Green Life" eher kleine Stücke. Harte, mittelharte und weiche Materialien vermischt eingeben (z. B. Möhren, Äpfel, Quitten), damit kein Stopp wegen trockener Fasern erfolgt – die Maschine muss dann komplett auseinander gebaut und gereinigt werden!

Das in feinste Partikel zerriebene Pressgut oxidiert sehr schnell und es bilden sich bei Wärme und längerem Stehen sofort Bakterien! Daher muss unbedingt unter allen Umständen für eine sofortige Reinigung sämtlicher Teile des Entsafters unter fließendem Wasser und mit sorgfältigem Abbürsten und Abwischen gesorgt werden!

Dies ist besonders wichtig, da die Plastikteile nur mit kaltem Wasser gespült werden dürfen! Damit wird ein mögliches Verformen dieser Teile verhindert.

Wer selbst gesammelte Wildkräuter – Löwenzahn, Lattich, Brunnenkresse – verwertet, sollte diese auf geruchlose und ungiftige Weise mit Kaliumpermanganat desinfizieren (wegen Fuchs-, Hundebandwurmeiern, Brunnenegellarven u. Ä.). Die violetten Kristalle werden in Kaltwasser aufgelöst. Pressgut durchspülen und abtropfen lassen (oder eine Salatschleuder benutzen).

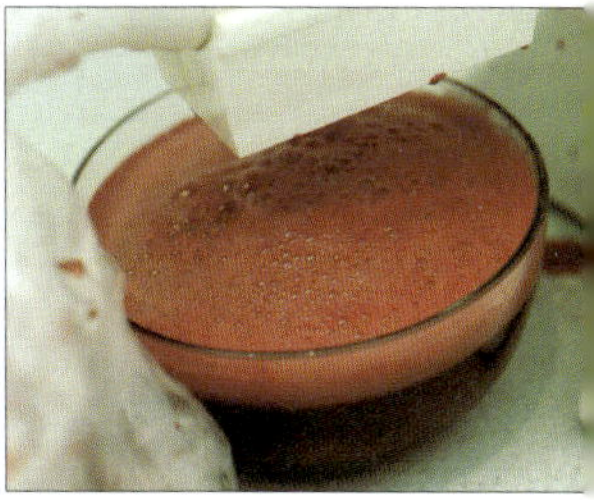

Frischer Presssaft ist immer von etwas Schaum gekrönt.

Um die Verwertung der fettlöslichen Vitamine A und E in den Säften zu erreichen, müssen die Gemüsesäfte in aller Regel mit einigen Tropfen eines guten Oliven- oder Keimöls verschüttelt werden! Dies ist auch bei Obstsäften zu beachten, wenn sie mit Möhren gemischt werden bzw. wenn sie Vitamin A und/oder E enthalten!

„Emulgiert“ wird, indem der Saft von einem Gefäß in das andere unter Beigabe des Öls ($^1/_2$ TL Öl auf 2 l Saft) etwa fünfmal hin- und hergeschüttet wird. Bei anfänglichen Verträglichkeitsproblemen aufgrund von Darmverschlackung etwas mehr Öl beigeben und nach der Saftmahlzeit eine Viertelstunde auf der rechten Seite liegen!

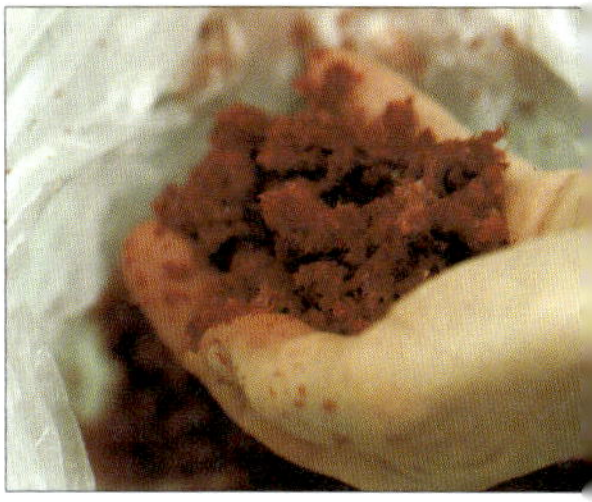

Der Trester kann weiterverwendet werden.

Weiterverwendung von Trester: Trester kann immer weiterverwendet werden (siehe unten). Für den Verzehr unbrauchbarer Trester – bei Apfelsinen, harten Schalen wie Quitten oder Kürbissen, Ingwer – kann jederzeit kompostiert werden.

Tipp

Trester aus Apfel, Möhre, Roter Bete, Sellerie, Topinambur, Pastinake und Haselnuss kann sehr gut in Müsli oder Gemüsesalate integriert werden. Auch kann man mit dieser Masse ein sehr nahrhaftes Eigenbackbrot kreieren, das viele Ballaststoffe enthält, die die Darm-Motilität fördern! Während der Saftfastenphase können solche Brote angebacken und eingefroren werden.

Tipp

Tester-Heilpackung: *Zu heilwirksamen Packungen und Auflagen können Trester aus frischen Kohlarten gebraucht werden, die in feuchtheiße Kompressen eingebracht wurden. Kohl hat auch durch die Haut Heilwirkungen im Bauchbereich! Trester als Brei aufbringen, mit Plastikfolie abdecken, ein gut ausgewrungenes feuchtheißes Handtuch auflegen, darüber ein trockenes Moltontuch und eine heiße Wärmflasche legen! Die Kompresse sollte so lange wie möglich einwirken.*

Gesichtsmaske: *Schließlich ist Trester aus Gurkensaft, mit Zugabe von Möhre und Sahne, evtl. Eigelb, als Schönheitsauflage ein ganz „heißer" Tipp für alle, die etwas Besonderes vorhaben! Den Augenbereich mit Wattepads abdecken, die mit dem Gurkensaft angefeuchtet wurden!*

Trester bringt den Darm in Schwung, tut dem Bauch gut und pflegt ermüdete Haut.

Presssäfte von morgens bis abends für das Fasten im Jahreslauf

Im Folgenden sprechen wir ausschließlich von Gartenprodukten, die an Luft und Sonne im jahreszeitlichen Ablauf herangewachsen sind und somit entsprechend ihrem natürlichen Plan ausreifen konnten. Wenn sie dann auch noch zum jeweils richtigen Zeitpunkt geerntet und ihrer unmittelbaren Frisch-Verwertung zugeführt wurden, haben wir den Idealfall vor uns.

Die Palette der Mischsaft-Zusammenstellungen an verschiedensten Farben, Geschmacksrichtungen, Aromen und Inhaltsstoffen ist nur bei den Früchten der Äcker, Bäume und Sträucher derartig breit gefächert! Der natürliche Ablauf der Jahreszeiten gibt einer sinnvollen Auswahl die Richtung an! Wirklich gut und damit gesund ist nur, was aus natürlicher Reife an frischer Luft und am Sonnenlicht hervorgegangen ist!

Unser Saftfasten am Jahresanfang wird daher andere Akzente haben als im Sommer oder im Herbst und Winter! Das macht auch den großen zusätzlichen Reiz bei einem „Saftfasten in Quartalen“ aus! Wenn am Jahresanfang ein großer Reinigungs-Kehraus mit einem großen Gesundheitsaufbau verbunden war – eine mindestens vierwöchige, besser eine sechs- oder siebenwöchige Fastenzeit –, dann genügen in den folgenden Jahreszeiten meist kürzere Phasen von zehn bis 14 Tagen. Wenn der Geschmack am Saften und seinen paradiesischen Erträgen immer wieder geschult wurde, kommt die Gewöhnung an diese Lebenselixiere – und es wird der Wunsch nach Säften als Dauer-Nahrungsergänzungen anhalten! Können wir uns eine bessere Gesundheitsvorsorge auf Dauer vorstellen? Wohl kaum!

Säftefasten ist während des ganzen Jahres möglich.

Reinigende Morgensäfte fürs ganze Jahr

Morgensäfte sind im Saftfasten die ersten Säfte vom Aufstehen an bis zur Mittagstunde. Je nach dem persönlichen biologischen Rhythmus – und nach den Rhythmen der Lebensumstände – reicht diese Zeit von ca. 7 Uhr bis um ca. 12 Uhr! Es ist die Zeit der „Ausscheidungen“ nach der nächtlichen Schlaf- und „Fasten“-Phase.

Frische Fruchtsäfte – nach dem allerersten F.-X.-Passagetrunk – sollen in diesen Stunden das Reinigen des Körpers von allen Giftstoffen unterstützen. Die Möhre darf schon morgens dabei sein und verträgt sich sehr gut mit Zitrusfrüchten!

Manche Gemüse vertragen sich sehr gut mit Früchten.

Die reinigenden Morgensäfte

Saftmix-Bausteine im Frühjahr

Orange • rosa Grapefruit • Berlepsch/Boskop • Möhre • Mango • Limone/Zitrone • Kiwi • Ananas • Clementine • Mandarine • Topinambur.

Zusätze: Haselnüsse als Fett- und Proteinzusatz – Ingwer.

Besonderer Hinweis: Beim Einmischen sollten Orange und/oder rosa Grapefruit dominieren; die halbe Menge Apfel, Möhre kann sein; Haselnüsse liefern Protein und Fett; wer Ingwer mag, sollte ihn immer wieder einsetzen – der Saft wird dadurch sehr kräftig in der Reinigungswirkung! Mit Topinambur sättigt der Saft viel länger, weil die Zuckeraufnahme vom Darm ins Blut verlangsamt ist.

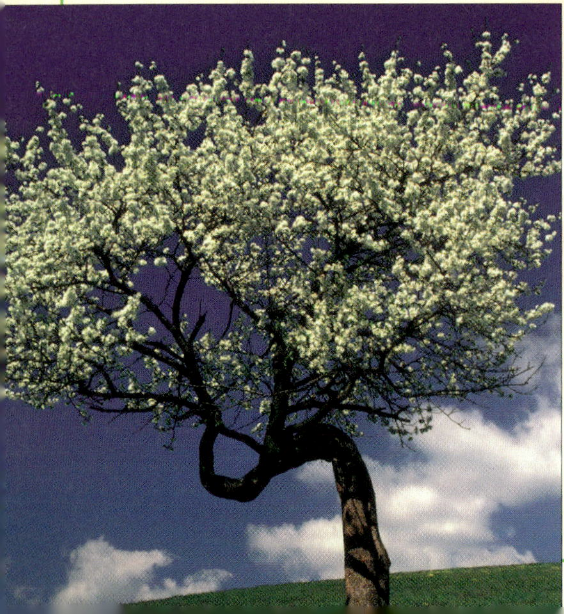

Saftmix-Bausteine im Sommer

Melone • Zitrone/Limone • Klarapfel/Granny Smith • Möhre • Erdbeere • Kiwi • Pfirsich • Aprikose • Nektarine • Mirabelle/Reneklode • Birne • Feige.

Zusätze: Haselnüsse oder Süßmandeln beigeben als Fett- und Proteinzusatz.

Besonderer Hinweis: Melonensaft als bestausleitendes organisches Wasser ist Hauptsubstanz für die Saftfastenkur! Etwas Zitrone bzw. der leicht säuerliche Apfel geben den nötigen Pepp! Erntefrischer Klarapfel oder Granny Smith sorgt durch seinen hohen Gehalt an Pektin für Sättigungseffekte, die Apfelsäure leitet zusammen mit dem Melonensaft optimal Gifte und Abfallstoffe aus. Fett und Protein über das Mitentsaften einer kleinen Portion Haselnüsse oder Mandeln verhindern den „Jo-Jo-Effekt“ beim Abnehmen.

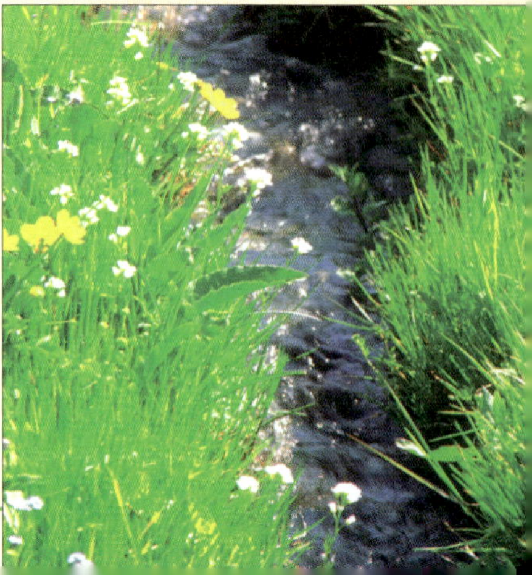

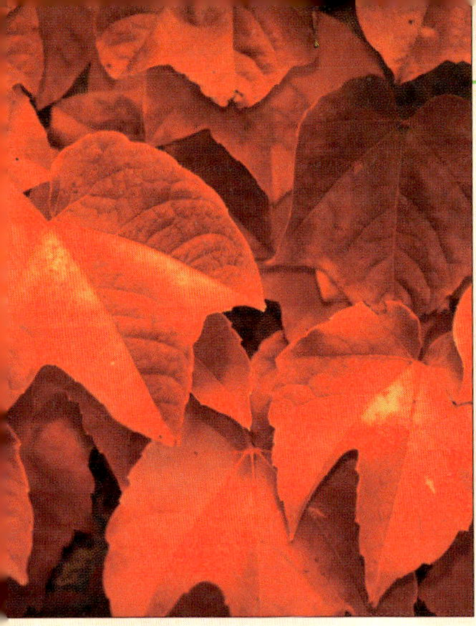

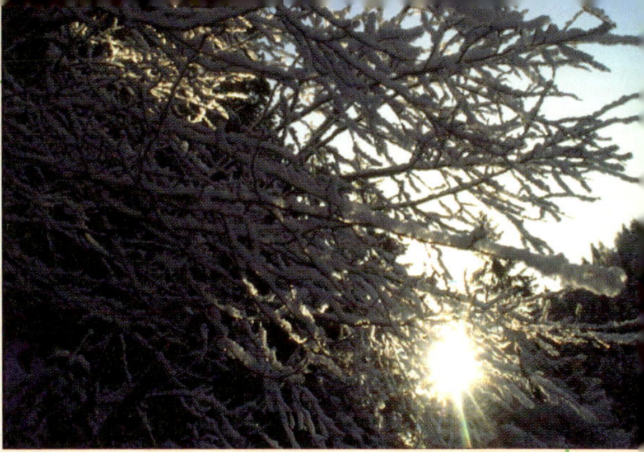

Saftmix-Bausteine im Herbst

Melonen • helle Trauben • Cox-Orange- oder Goldparmäne-Apfel • Möhre • Zitrone/Limone • Quitte • Birne • Kiwi.

Zusätze: Frische Walnüsse als Fett- und Proteinzusatz.

Besonderer Hinweis: Um die Süße heller Trauben und Melonen auszugleichen, sollten Äpfel zusammen mit Quitten zu gleichen Teilen beigegeben werden! Etwas Zitrone oder Limone gibt zusätzlich eine Geschmacksspitze. Die Morgensäfte sollten durchaus nach „Feinschmeckerart" komponiert sein, um die Lust auf den Tag zu steigern. Die Gerbsäuren der Quitte aktivieren die Gallensäfte und wirken so auf die Verdauungskraft! Außerdem enthält die Quitte reichlich Kieselsäure, die den Hauttonus strafft und das Binde- und Stützgewebe festigt! Quitte bevorzugt zum Saftmix nehmen, solange sie erhältlich ist!

Saftmix-Bausteine im Winter

Orangen, neue Ernte • rosa Grapefruit • Kürbis, gelb • Berlepsch/Boskop • Möhre • Blätter/etwas Stängel von Stangensellerie • Zitrone/Limone • Granatapfel • Mango • Ananas.

Zusätze: Wal- oder Haselnüsse, Süßmandeln als Fett- und Proteinzusatz – frischer Ingwer.

Besonderer Hinweis: Frischer Orangenpresssaft ist der König der Säfte! Nie den wertvollen, beim Pressen entstehenden Schaum abseihen! Zermahlene Grapefruitkerne wirken wie ein natürliches Breitbandantibiotikum. Wertvoll sind auch zermahlene und mitgesaftete Kürbiskerne für die Harnwege. Wichtig: Zähne nach dem Zitrussaft mit lauwarmem Wasser gut nachspülen! Frischer Ingwer fördert die Produktion der Verdauungssäfte. Zugleich ist sein enormer Kaliumreichtum ein Faktor für optimale Entsäuerung und damit Ausleitung der Gift- und Abfallstoffe. Aber in der Schwangerschaft sollte man mit Ingwer lieber vorsichtig sein.

Zellaufbauende Mittags- und Abendsäfte in den Jahreszeiten

Gemüsesäfte sollen ein erweitertes Fasten mit besten Vitalstoffen über mehrere Wochen ermöglichen! Die Mix-Säfte sollten dabei die gesamten lebenswichtigen Wirk- und Nährstoffe abdecken, um ein Optimum an langfristigem Gesundheitsaufbau zu erreichen.

Diese Saftfasten-Wochen dienen aber auch den Fehl- und Mangelernährten als optimale Gewichtausgleichs-Wochen. Denn auch diese sollen eine optimale Regulations-Erneuerung für ihre Körperfunktionen erhalten: Wenn ihr „System" saniert ist, wird es aus eigener Initiative ausgleichen, was fehlt! Daher gibt es mit dem Saftfasten sowohl Gewichtszu- als auch Gewichtsabnahmen!

Säfte aus Gemüsen und Kräutern ernähren, deshalb gut einspeicheln, langsam schlucken!

Die Gemüsesäfte werden in der Zeit ab ca. 12 Uhr mittags bis in den frühen Abend hinein verzehrt – in Viertelliter-Portionen, die langsam geschluckt und vorher gut eingespeichelt wurden! Es sollten jeweils zwei Stunden Abstand bestehen. Allerdings schiebt sich zur „Kaffeestunde" gegen 16 Uhr ein Viertelliter schwarzroter „Anthocyane"-Frucht- und Beerensäfte ein, die uns als „Radikalenfänger" besonders entlasten.

Der besondere Nachmittagstrunk: dunkle Frucht- und Beerensäfte

„Freie Radikale" – auch „Oxidanzien" genannt – sind heute in aller Munde, denn sie werden als Mitverursacher der Zellentartung „Krebs" angesehen! Oxidation heißt die Verbindung von Sauerstoff mit chemischen Elementen, ein Vorgang, der in unserem Körper an der Tagesordnung ist. Solche Oxidanzien befinden sich als Abfallprodukte unseres lebensnotwendigen Sauerstoff-Stoffwechsels frei zirkulierend in unserem Blutkreislauf. Je intensiver unser Sauerstoffverbrauch war, desto mehr dieser „Oxidanzien“ kursieren in unserem Blut.

Freie Radikale können viel Schaden in unserem Körper anrichten, weil sie die Zellmembranen schädigen und sehr aggressiv sind.

Wir Menschen hätten im Laufe der Entwicklungsgeschichte nicht überlebt, wenn die Pflanzen uns nicht einen optimalen Schutz gegen diese Radikale liefern würden: die so genannten „Antioxidanzien“ – Vitamine und andere Biostoffe, die die Fähigkeit besitzen, freie Radikale unschädlich zu machen.

Deshalb bieten Frischsäfte mit ihrem hohen Vitamingehalt uns optimalen Zellschutz. Von besonderer Wirkung sind dabei die roten Pflanzeninhaltsstoffe: die „Anthocyane“. Anthocyane betreiben als „Antioxidanzien“ intensiv die Ausmerzung der freien Radikale in unserem Blutkreislauf, indem sie ihre Ausbreitung hemmen und helfen, sie abzutransportieren.

Anthocyane befinden sich in Roter Bete, Rotkohl, Kirschen, Erdbeeren, Himbeeren, Brombeeren, Heidelbeeren, Holunderbeeren, Schlehen, schwarzen Johannisbeeren, dunklen Trauben und Kirschen.

Der Name Anthocyane kommt aus dem Griechischen: „anthos“ bedeutet Blume und „cyanos“ blau.

Es hat sich sehr bewährt, in den Saftfasten-Phasen aller Jahreszeiten einen dunkelroten Anthocyane-Trunk zur Kaffee- bzw. Mokkazeit am Nachmittag einzurichten. Dabei sollten frisch erhältliche Früchte zu frischen Presssäften verarbeitet werden. Ausnahmsweise lassen wir uns aber auch mit erstklassigen Fertigsäften dieser Kategorie verwöhnen! Das betrifft insbesondere Fertigsäfte aus Holunderbeeren, Schlehen und schwarzen Johannisbeeren.

Mittags- und Abendsäfte

Saftmix-Bausteine im Frühling

Möhren • Rote Bete • Wintersellerie • Pastinaken • Topinambur • Stangensellerie • Radieschen • Eiszapfen-Rettiche • erster Spinat • erste grüne Erbsen • erster Spargel • Fenchel • Frühkartoffeln • Blumenkohl • erste Blattsalate.

Zusätze: Löwenzahnblätter, Kerbelkraut, Petersilie, Nüsse.

Besonderer Hinweis: Ein ganzjähriger Basissaft im Saftfasten ist die Breuß-Mischung aus $^3/_5$ Rote Bete, $^1/_5$ Möhren, $^1/_5$ Sellerie und etwas Rettich mit Kartoffeln. Wenn eine neue Ernte an Möhren erhältlich ist, kann der Anteil an Möhren erhöht, der Anteil an Roter Bete entsprechend erniedrigt werden. Rote Bete ziehen mehr Nitrat aus Kunstdünger als Möhren, man sollte sie daher nur aus sicherem Anbau erwerben.

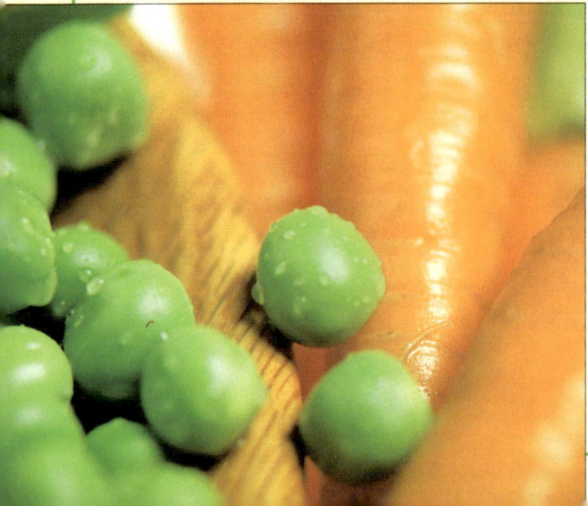

Saftmix-Bausteine im Sommer

Rote Bete • Rote-Bete-Blätter • Möhren • Fenchel • grüne Bohnen • Brokkoli • Blumenkohl • Kartoffeln • Rettiche • Spinat/Mangold • Sellerie • Endivien • Radicchio • Tomaten • Gurken • Portulak • grüner und roter Paprika.

Zusätze: Petersilie, Basilikum, Liebstöckel, Schnittlauch, Rucola.

Besonderer Hinweis: Am Abend ein reiner Saft aus vollwertigen frischen Tomaten kann beim Saftfasten sehr wohltuend sein! Mit einigen Blättchen Rucola und Basilikum gewürzt, steigern sich Geschmack und Wert!

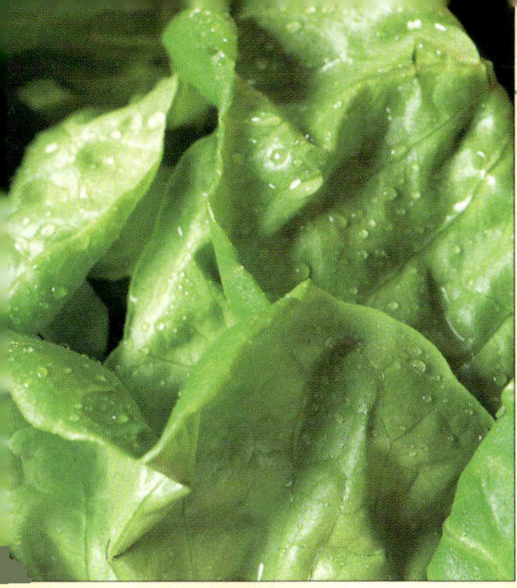

Saftmix-Bausteine im Winter

Rote Bete • Möhren • Sellerieknollen • Staudensellerie • Pastinaken • Petersilienwurzel • schwarzer Rettich • Navet-Rettich (weißlila und rund) • Weißkohl • Rotkohl • Wirsing • Grünkohl • Chicorée • Feldsalat • Kartoffeln • Süßkartoffel (Batate) • Kürbis • Rosenkohl • Schwarzwurzel.

Zusätze: *Frischer Ingwer, Alfalfa- und/oder Spirulina-Pulver, Nüsse aller Art, Süßmandeln.*

Besonderer Hinweis: *Frischer Kohlsaft erfordert ein gut gereinigtes Verdauungssystem, denn er enthält Schwefel und Chlor und bläht verschmutzte Darmwege! Die bitter schmeckenden Säfte müssen sehr gut mit Roter Bete eingekleidet werden. Gutes organisches Wasser gibt der Kürbis, der im Wintermix die Melonen vertritt. Gerade in der Erkältungszeit ist es wichtig, die Schleimhäute zu regenerieren. Rettich- und Möhrensaft, gemischt und eine Stunde nach dem Essen von Meerrettich-Brei getrunken, leisten hier – nach Walker – wertvolle Dienste. Rosenkohl, Petersilie, Petersilienwurzel, Pastinaken und Staudensellerie, gut eingekleidet in Rote Bete, Möhren- und Kartoffelsaft, ergeben einen hochwertigen Kalium-Entschlackungstrunk.*

Saftmix-Bausteine im Herbst

Rote Bete • Steckrüben • Rote-Bete-Blätter • Steckrübenblätter • Möhren • Kartoffeln • Sellerie • Wirsing • Rosenkohl • Weißkohl • Rotkohl • Sellerieknolle • Stangensellerie • Süßkartoffel (Batate) • Blattsalate • Paprika • Tomaten • Gurken • Mangold • Rettiche (schwarz und weiß) • Frischalgengemüse „Salicornes".

Zusätze: *Spirulina-Algenpulver, Walnüsse, Ingwer, Topinambur.*

Besonderer Hinweis: *Herbstliches Saftfasten sollte alle Wirkstoffe der frisch zur Verfügung stehenden Gemüse und Kräuter bündeln, um den Organismus fit und immunstark zu machen für den Winter! Zur Steigerung der Schilddrüsentätigkeit kann man einen kleinen natürlichen Anstoß geben, indem man Spirulina-Pulver einmischt. Frisches Algengemüse, das in den herbstlichen Mixsaft mit entsaftet wird, bewirkt durch sein organisches Jod eine Beschleunigung des Stoffwechsels.*

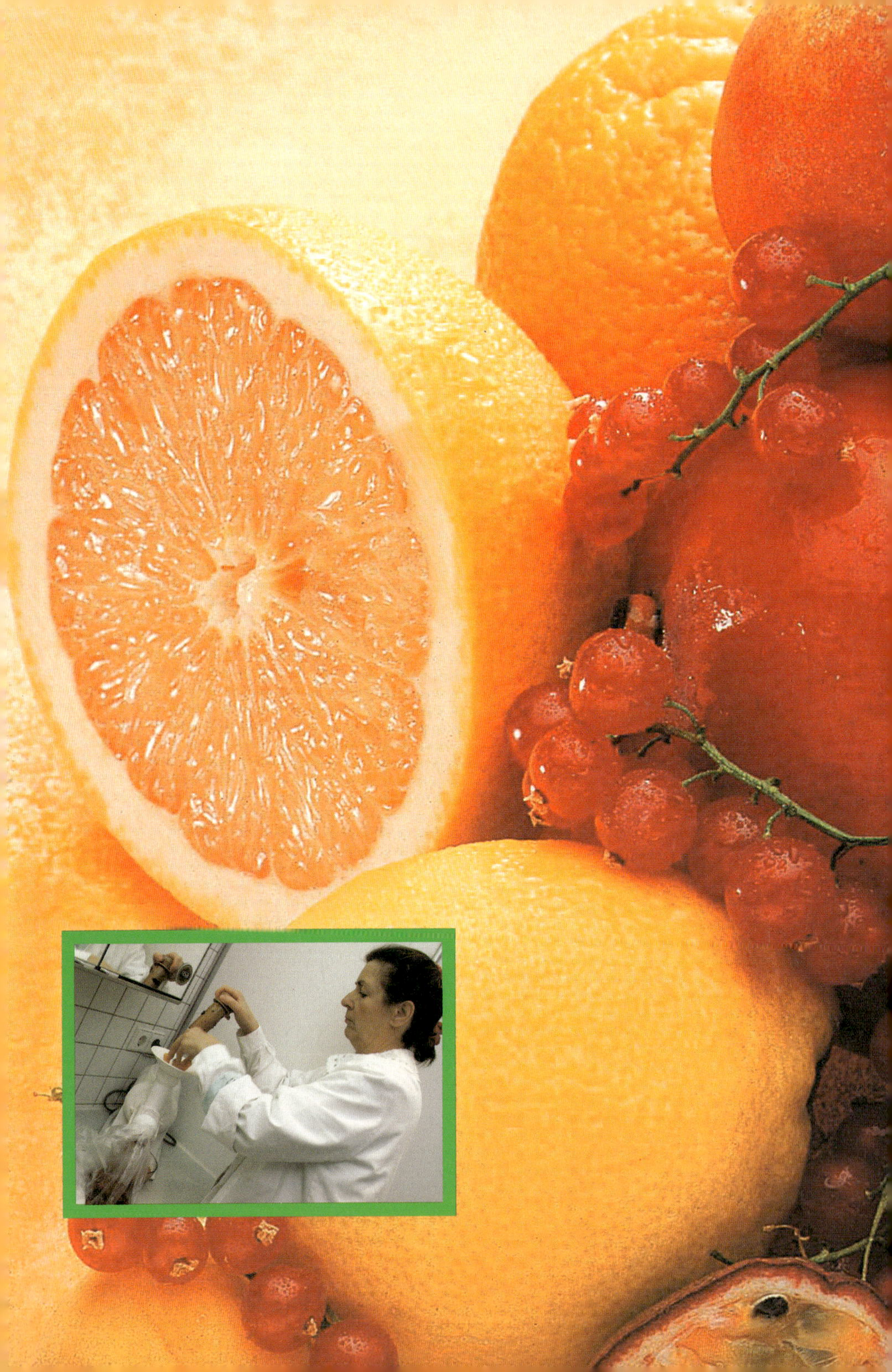

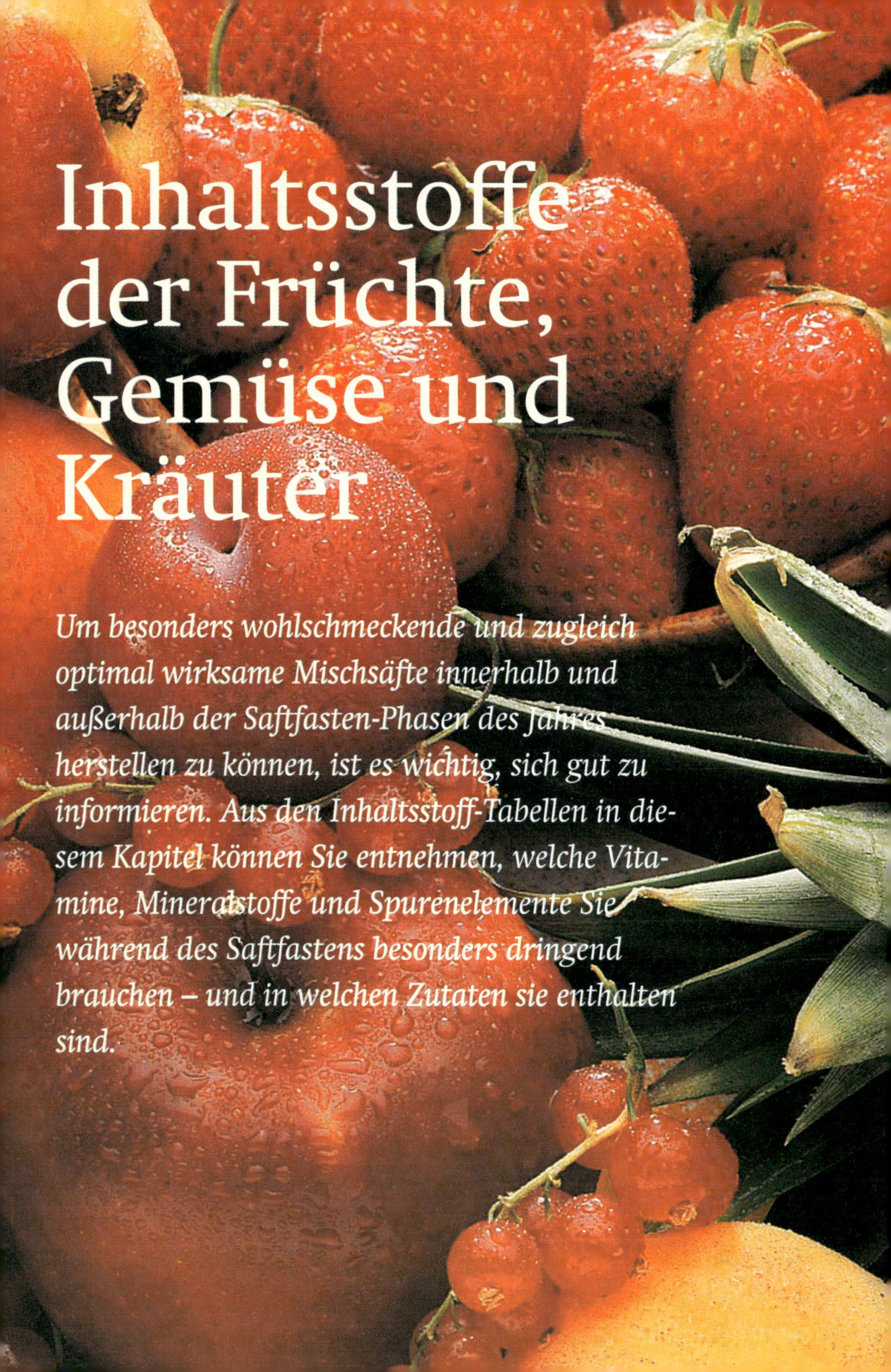

Inhaltsstoffe der Früchte, Gemüse und Kräuter

Um besonders wohlschmeckende und zugleich optimal wirksame Mischsäfte innerhalb und außerhalb der Saftfasten-Phasen des Jahres herstellen zu können, ist es wichtig, sich gut zu informieren. Aus den Inhaltsstoff-Tabellen in diesem Kapitel können Sie entnehmen, welche Vitamine, Mineralstoffe und Spurenelemente Sie während des Saftfastens besonders dringend brauchen – und in welchen Zutaten sie enthalten sind.

Die Vitamine in Frischsäften aus Früchten, Gemüsen, Kräutern

„Leben muss aus natürlichen rohen Früchten, Salaten und Gemüsen und ihren frischen rohen Säften kommen."
Dr. Norman Walker

Im Folgenden stellen wir alle lebenswichtigen Vitamingruppen vor, an denen unser Bedarf durch eine pflanzliche Ernährung ausreichend abgedeckt ist. Denn mit einer entsprechenden Vielfalt an Früchten und Gemüsen können wir sowohl bei längerem Säftefasten als auch bei einer allmählichen Ernährungsumstellung mit Frischsäften die weitgehende Abdeckung unseres Vitalstoffbedarfs erreichen.

Wenn uns dies gelingt, sind wir in der Lage, für uns selbst und unsere Familie gesund erhaltende und gesund machende Frischsaft-Rezepturen auch in eigener Regie und je nach dem bestehenden saisonalen Angebot weiterzuentwickeln!

Die fettlöslichen Vitamine A – E – K

Vorkommen:

- **Vitamin A** kommt als Karotin in Möhre, Paprika und Tomate vor. Dieses Vitamin wird in der Leber gespeichert.
- **Vitamin E** kommt als Tocopherol vor allem in Keimölen (Weizen-, Mais-, Sojakeimöl) vor.
- **Vitamin K** wird als Phyllochinon von gesunder Darmflora hergestellt. Es kommt in allen grünen Blattgemüsen und Salaten vor.

Karotin gehört ebenso wie Vitamin C und E zu den Antioxidanzien und spielt damit eine wichtige Rolle für unser Immunsystem.

Gesundheitswirkung:

- **Vitamin A:** das „Augenvitamin" für gutes Sehen. Schutz für die Schleimhäute und wichtig für den Knochenaufbau.

- **Vitamin E:** das „Schönheitsvitamin" für eine jugendlichere, schönere Haut. Aktiviert die Blutbildung (rote Blutkörperchen), fördert die Zellatmung, stärkt den Herzmuskel, kräftigt das Bindegewebe, entschlackt und entsäuert. Außerdem schützt es als wichtiges antioxidatives Vitamin vor Krebs und Arteriosklerose (und damit vor Herzinfarkt und Schlaganfall) und verzögert den Alterungsprozess.
- **Vitamin K:** das Vitamin für gesunde Knochen und gesundes Gewebe, für bessere Blutgerinnung und Wundheilung. Eine ausreichende Versorgung mit Vitamin K ist besonders wichtig für Schwangere, Babys und ältere Menschen.

Das wasserlösliche Vitamin C (Askorbinsäure)

Vorkommen:

- Vitamin C kommt in allen grünen Gemüsen und Kräutern, in den Gemüsefrüchten und in den Zitrusfrüchten vor.
- Im Gegensatz zu manchen anderen Vitaminen wird dieses Vitamin nicht von der gesunden Darmflora hergestellt. Aus diesem Grund muss es dem Organismus zugeführt werden.
- Weil es sehr schnell beim Kochen und bei längerer Lagerung verloren geht, sollte man seinen Vitamin-C-Bedarf stets aus frischem und rohem Obst und Gemüse decken.

Vitamin C ist ein sehr empfindliches Vitamin, das beim Kochen und bei längerer Lagerung rasch verloren geht. Daher sollte man viel frisches, rohes Obst und Gemüse zu sich nehmen bzw. Säfte daraus herstellen!

Gesundheitswirkung:

Vitamin C ist wichtig

- für Haut und Bindegewebe,
- zur Gesunderhaltung der Organe (Herz, Leber, Niere),

- für festes Zahnfleisch (Parodontose-Vorbeugung),
- für ein stabiles Immunsystem.

Die B-Vitamine und ihre Verwandten

Gelée royale, der Saft, mit dem die Larven der Bienenköniginnen gefüttert werden, enthält neben B-Vitaminen auch Eiweiß und wichtige Spurenelemente.

Vorkommen:

- **Vitamin B_1 – Thiamin:** in gesunder Darmflora; in Vollkorn und Hefe.
- **Vitamin B_2 – Riboflavin:** in Blattgemüse und Salaten.
- **Vitamin B_6 – Pyridoxin:** in gesunder Darmflora; in Kartoffeln, Bananen, Vollkorn!
- **Vitamin B_{12} – Cobalamin:** in gesunder Darmflora; in langen Wurzelpflanzen wie Alfalfa, in Weizengras und besonders auch in Algen (sehr geringer Tagesbedarf)!
- **Pantothensäure:** in gesunder Darmflora; in Gelée royale und Pflanzen.
- **Nikotinsäure:** in allen Pflanzen.
- **Biotin:** in gesunder Darmflora; in grünem Blattgemüse.
- **Folsäure:** (von lat. Folium, das Blatt!) in gesunder Darmflora; in grünem Blattgemüse.

Gesundheitswirkung:

- **Vitamin B_1 – Thiamin:** wichtig für die Nervenbahnen und für die Herzmuskelfunktion.
- **Vitamin B_2 – Riboflavin:** wichtig für gesunde Haut und Schleimhaut.
- **Vitamin B_6 – Pyridoxin:** wichtig für Kinder bei Übererregbarkeit und auch bei Krampfneigung. Wichtig gegen Schwangerschaftserbrechen und Übelkeit.
- **Vitamin B_{12} – Cobalamin:** wichtig für die Blutbildung und das Nervensystem.

- **Pantothensäure:** wichtig für gesunde Nervenleitungen; gesundes Haarpigment.
- **Nikotinsäure:** wichtig gegen Depression; für gesunde Haut, Schleimhaut!
- **Biotin:** wichtig für gesundes Haar, gesunde Nägel!
- **Folsäure:** Wichtig für Zellwachstum und Zellteilung und für die Blutbildung! Verhindert, dass Blutzellen aneinander kleben und sich an den Gefäßwänden anhaften.

Mineralstoffe und Spurenelemente in Früchten, Gemüsen und Kräutern

Frischsäfte enthalten sämtliche Mineralstoffe und Spurenelemente, die lebenswichtig sind. Das „erweiterte Fasten" mit Säften ist daher über einen längeren Zeitraum möglich, ohne dass dabei Mangelerscheinungen auftreten!

Mit einer zweiten Überblicksliste informieren wir über den Mineralstoffbedarf eines gesunden Organismus und über die Mineralstoffanteile in den „Rohmaterialien" für unser Saftfasten:

Natrium – Regulator des Wasserhaushalts

Industriell hergestellte Nahrung enthält in der Regel viel Kochsalz.

Natrium wird dem Körper meist als Kochsalz (NaCl) zugeführt. Unsere Ernährung enthält eher zu viel als zu wenig Natrium in Wurst- und Fleischprodukten, Käse und sonstigen industriell gefertigten Nahrungsmitteln. Backpulver, Konservierungsstoffe, Geschmacksverstärker enthalten ebenfalls Natrium.

Wann sollte auf ausreichende Natriumzufuhr geachtet werden? Nach starker körperlicher Arbeit, nach sport-

Vorsicht bei zu hohem Blutdruck! Hypertoniker (Bluthochdruck-Patienten) müssen auf eine kochsalzarme Ernährung achten. Sie sollten pro Tag nicht mehr als 5–6 g Kochsalz (entspricht etwa 2–2,5 g Natrium) mit der Nahrung aufnehmen.

licher Betätigung, im Sommer: Immer dann, wenn der Körper stark geschwitzt hat, muss er seine nach außen abgegebene Flüssigkeitsmenge ergänzen.

Gemüse und Früchte mit einem hohen Natriumgehalt

- Rote Bete
- Endivie
- Möhren
- Fenchel
- Rüben
- Grünkohl
- Spinat
- Mangold
- Steckrübenblätter
- Salzkraut/Salicornes
- Meeresalgen
- Sellerie
- Honigmelone
- Passionsfrucht (Maracuja)

Ältere Menschen, die oft nicht genug trinken, können regelrecht „austrocknen“! Sie sollten neben der Trinkmenge auch auf ausreichende Zufuhr salzhaltiger Nahrung achten: Das Salz bindet das Wasser im Körper.

Kalium – Nahrung für das Herz und Antrieb für die Enzyme, unsere Biokatalysatoren!

Kalium treibt unseren Herzschlag an und sichert unsere Muskel- und Nervenfunktionen. Außerdem ist das Kalium an der Herstellung des körpereigenen Proteins (Eiweiß) sowie an der Aktivierung vieler Enzyme, unserer „Biokatalysatoren“, beteiligt.

Drüsenanregend, gut für die Nieren und bei Entzündungen sind Beerenfrüchte, besonders die schwarze Johannisbeere und die Heidelbeere. Alle kaliumreichen Gemüse und Früchte sorgen für gute Reinigung der Haut, sie regen die Ausscheidungsorgane an, reduzieren ein Zuviel an Magensäure, regenerieren allgemein. Vorsicht ist allerdings bei Nierenschwäche geboten: dann nicht zu viel Kalium zu sich nehmen.

Achtung! Natriumüberschuss ergibt Kaliummangel – ein Teufelskreis!

Kalium wird über die Nahrung im Dünndarm resorbiert und zu 90 % über die Nieren ausgeschieden. Zu viel

Tipp

Saftfasten im Sommer:

- *Entkernte schwarze oder grüne Oliven mit dem Gemüsesaft mitentsaften. Auch eingeweichte Wakame-Alge eignet sich zum Mitentsaften (liefert sowohl Natrium als auch Jod).*
- *Wichtig ist ein gutes, der ursprünglichen Naturernährung entsprechendes Verhältnis von Natrium- und Kaliumanteilen bei den Säften: Die Kaliumbestandteile können fünf- bis zehnmal höher liegen als die des Natriums. Damit gleichen wir im Saftfasten den „normalen" Natriumüberfluss gesundheitsförderlich aus!*
- *Unsere Gemüse, Kräuter und Früchte enthalten immer auch geringere oder größere Anteile organisch eingebundenen Natriums. Damit ist eine ausreichende Natriumversorgung gewährleistet, auch wenn wir wochenlang ohne Extra-Zufuhr von Speisesalz saftfasten.*

Gemüse und Früchte mit einem hohen Kaliumgehalt

Alfalfa	Kürbis
Brunnenkresse	Mangold
Möhre	Petersilie
Gartenkresse	Rote Bete
Pastinake	Kürbis
Sellerie	Aprikosen
Spinat	Johannisbeeren
Kartoffel	Frischfeigen
Löwenzahn	Honigmelonen
Rettich	Avocado
Grünkohl	Banane

Vorsicht! Entsaften Sie nur als Gemüse angebaute Pastinaken. Wilde Pastinaken enthalten im Rohzustand Gift.

Kochsalz in der Ernährung veranlasst eine stärkere Kaliumausscheidung – womit der Teufelskreis der Kaliumverarmung im „Junk-Food"-Zeitalter beschrieben ist! Kaliummangel wirkt lähmend auf die Herz- und Darmmuskulatur. Damit können Herzmuskelschwäche, Herz-

Kaliumverlust nach Sportanstrengungen nie mit Cola oder Alkohol ausgleichen, sondern mit verdünnten Obstsäften (Verhältnis 1 : 4 Obstsaft zu Wasser).

Tipp

Topinambur, die Erdbirne, hat einen sehr hohen Kaliumanteil. Da sie geschmacklich sehr sanft ist, kann sie jederzeit für besten Kaliumausgleich im Gemüsesaft sorgen! Topinambur eignet sich auch hervorragend für Obstsaft-Mix-Kompositionen. Das natürliche Kalium-Natrium-Verhältnis von 5 : 1–10 : 1 beachten. Rote Bete mit ihrem hohen Natriumanteil ist zu Topinambur der beste „Gegenspieler".

rhythmusstörungen sowie Verstopfung wegen eines bewegungsarmen Darmtrakts Folgen von Kaliummangel im Organismus sein.

Magersucht, Brechdurchfälle, Kortison- und Entwässerungspräparate, Entzündungen im Magen-Darm-Trakt, starkes Abschwitzen, Alkoholmissbrauch und Fehlernährung können Kaliumverlust verursachen.

Kalzium wirkt sehr gut gegen Sonnenallergie! Am besten ist aber organisch gebundenes Kalzium in Frischsäften und insbesondere zusammen mit Provitamin A, dem Betakarotin der Möhre! Einige Wochen vor der Sommerphase viel Grünsäfte mit Möhrensaft gemischt trinken! Emulgieren mit Öl, Sahne oder Kokosmilch!

Kalzium – für Knochenaufbau, Zähne und stabile Zellmembranen!

Kalzium gelangt aus der Nahrung über die Darmwände zum Großteil – in Verbindung mit Phosphor – in die Knochen und Zähne, ein Rest in die Zellen. Neben Phosphor ist Vitamin D für die Kalziumaufnahme sehr wichtig!

Überschüssiges Kalzium wird über Niere und Darm ausgeschieden, wenn es in löslichem Zustand ist! Nur

Gemüse und Früchte mit einem hohen Kalziumgehalt

- Grünkohl (besonders viel)
- Brokkoli
- Spinat
- Mangold
- Alfalfa
- Brunnenkresse
- Löwenzahn
- Möhre
- Gartenkresse
- Porree (Lauch)
- Apfelsinen, Mandarinen
- frische Feigen
- Himbeeren, Brombeeren, schwarze Johannisbeeren
- Kiwis

Tipp

Bester natürlicher Kalziumlieferant ist Saft aus Steckrübenblättern (beim Bio-Bauern erhältlich), gemixt mit Möhren- und Löwenzahnsaft! Dieser Saft ist zugleich reich an Magnesium und dieses soll zur optimalen Verwertung zusammen mit Kalzium eingesetzt werden! – Der ideale Saft für Kinder und ihre Mütter! (Löwenzahnsaft vorsichtig dosieren wegen des Bittergeschmacks, nach Belieben etwas Honig zugeben!) Sesamkörner, mitgepresst, erhöhen die Kalziumzufuhr beträchtlich!

Vorsicht Oxalsäure: *Oxalsäure behindert die Kalziumaufnahme durch die Darmwände. Diese ist u. a. in Kakao, auch in Spinat und Rhabarber enthalten. Allerdings entstehen die hemmenden Oxalsäure-Kristalle nur bei Erhitzung. Den wertvollen Spinat daher vorwiegend als Rohsaft in Gemüse-Mixsäfte einarbeiten!*

organisch gebundenes Natrium (Kochsalz) kann das Kalzium gelöst halten. Daher sollte unser Salzbedarf regelmäßig über Würzkräuter und kräftige Gemüse (Rote Bete) gedeckt werden, die für gelöstes und damit ausscheidungsfähiges Kalzium sorgen. Dann vermeiden wir Kalkablagerungen in Geweben und Gefäßen.

Alkohol und Kaffee sind Mineralstoff-Räuber! Beide Genussmittel plündern vor allem Kalzium und Magnesium.

Bei Kalziummangel in der Nahrung nimmt sich der Körper, was er braucht, aus Knochen und Zähnen. Daher sollten Schwangere und Stillende für ausreichendes Nahrungs-Kalzium sorgen, da sie einen erhöhten Verbrauch haben! Auch im Alter können sich aufgrund eines Mangels an Geschlechtshormonen – Östrogen bei Frauen, Testosteron bei Männern – Knochen-Ausdünnungen, die Osteoporose, ergeben. Denn die Geschlechtshormone haben eine gewisse Schutzwirkung gegen den Knochenabbau. Verkochte Nahrungsmittel aller Art, Süßwaren und Backprodukte, Genussmittel wie Kaffee, Kakao, phosphathaltige Getränke (Cola), Alkohol und Nikotin, pasteurisierte bzw. abgekochte Milchprodukte bewirken Kalziumverluste.

Zur Verwertungssteigerung von Kalzium während der Mahlzeit ein Glas Wasser mit 1–2 Teelöffeln Apfelessig trinken.

Nach Walker hat 250 g Möhrensaft täglich mehr Wert für den Körper als 12,5 kg Kalziumtabletten!

Kuhmilch ist nur als rohe Vorzugsmilch von Bedeutung für die Kalziumzufuhr. Pasteurisierte, d. h. erhitzte Milch und ihre Produkte sind dafür wertlos.

Magnesium – der Fett fressende Nervenbalsam

Magnesium spielt für die Gewichtsabnahme eine bedeutende Rolle: Im Zentrum der Fettzelle sorgt es für die Fettauflösung. Magnesium ist ein Stoffwechselbeschleuniger und gibt damit schnelle Energie. Kein Sportler kommt ohne reichlich Magnesium – am besten aus natürlicher Nahrung – aus.

Außerdem stärkt Magnesium den Herzmuskel, senkt das Risiko einer Verklumpung der Blutplättchen und schützt uns damit vor Gefäßverschlüssen (Thrombosen).

Magnesium ist auch bekannt als „Anti-Krampf-Mittel“. Wer zu Wadenkrämpfen neigt, sollte mit Magnesium Abhilfe schaffen. Ähnlich wirksam ist es bei Spannungskopfschmerz und Migräne.

Bei Stress, insbesondere Lärmstress, ist Magnesiumzufuhr angesagt! Der immer mehr umgehende „Hörsturz“ kann mit einer sofortigen Magnesiumgabe dauerhaft geheilt werden.

Magnesiummangel kann sich einstellen, wenn man zu wenig Frischkost und zu viel Kochkost zu sich nimmt.

Gemüse und Früchte mit einem hohen Magnesiumgehalt

- Alfalfa
- Brunnenkresse
- Löwenzahn
- Spinat
- Gartenkresse
- Grünkohl
- Mangold
- Petersilie
- Rote Bete
- Topinambur
- Avocado
- Banane
- Brombeeren, Himbeeren
- Kiwi
- Maracuja (Passionsfrucht)
- Nüsse
- Sojabohnen
- Kürbiskerne
- Sonnenblumenkerne

Fettreiche Nahrung verschlechtert die Magnesiumverwertung des Körpers!

Zu viel Fett im Essen hindert auch die Aufnahme von Magnesium, ebenso zu kalziumreiche Kost. Denn bei einem ungünstigen Kalzium-Magnesium-Verhältnis in der Ernährung (viel Kalzium, wenig Magnesium) wird die Magnesiumresorption vermindert und es wird mehr Magnesium ausgeschieden.

Tipp

Wir können alle Obst- und Gemüsesäfte mit Nüssen anreichern. Am magnesiumreichsten ist die Cashewnuss. Aber man sollte beachten: Wer abnehmen will, sollte mit Nüssen sparen! Portulak enthält viel Vitamin C und ist eine sehr magnesiumhaltige Salat- und Gemüsepflanze für den Gemüse-Mixsaft.

Zu viel Alkohol, überdüngte Gemüseprodukte, Abführ- und Entwässerungsmittel im Übermaß, Brechdurchfälle, aber auch viel Schwitzen ohne Elektrolytausgleich – beim Saunabesuch, nach Leistungssport, nach schwerer körperlicher Arbeit – erzeugen einen Mangel an Magnesium.

Phosphor, der energiereiche „Lichtträger"

Phosphor – das griechische Wort bedeutet „Lichtträger" – ist ein für die Energieübertragung wichtiger Stoff. Phosphor baut zusammen mit Kalzium die Knochen und Zähne auf. Außerdem ist es in besonderen Verbindungen als Lecithin wichtig für Nerven und Gedächtniskraft, für den Fett- und Eiweißstoffwechsel in Leber und Galle sowie den Aufbau der Zellmembranen.

Wichtig ist allerdings, bei der Ernährung auf das richtige Verhältnis von Phosphor- und Kalziumaufnahme zu achten. Als optimal wird nach Empfehlungen der Deutschen Gesellschaft für Ernährung (DGE) ein Kalzium-Phosphor-Verhältnis von 1 : 1 bis 1 : 1,2 angesehen. Leider nehmen wir mit der Nahrung oft mehr Phosphor als Kalzium auf. Das kann zu einer verhängnisvollen Störung des Kalziumstoffwechsels führen. Es wird weniger Kalzium in die Knochen eingelagert (Osteoporosegefahr!). Des-

Zu viel Phosphor reduziert die Kalziumverwertung. Cola-Getränke enthalten viel Phosphor! Bei gleichzeitig zu geringer Kalziumzufuhr ergeben sich schwere Stoffwechselstörungen!

Ein günstiges Kalzium-Phosphor-Verhältnis haben

- Beerenobst
- Salate
- Gemüse
- Sesamkörner

Gemüsepflanzen, Kräuter und Gewürze, die Schwefel enthalten

Meerrettich	Weißkohl
Kresse	Rosenkohl
Senf	Rotkohl
Petersilie	Wirsing
Zwiebeln	Grünkohl
Knoblauch	Brokkoli
Lauch	Sojabohnen
Blumenkohl	Nüsse und Kerne

Knoblauch, Zwiebel und Lauch nicht in der Pressmaschine, sondern extra entsaften, wegen des Geruchs!

halb sollten Sie auf eine Nahrung mit günstigem Kalzium-Phosphor-Verhältnis achten.

Schwefel – wichtig für den Aufbau von körpereigenem Eiweiß

Schwefelhaltige Verbindungen sind sehr wichtig, da es ohne Schwefel die B-Vitamine B_1 und Biotin sowie unser von der Bauchspeicheldrüse gebildetes körpereigenes Insulin nicht geben würde. Gerade Vitamin B_1, das Thiamin, ist unser „Nervenvitamin“ und außerdem für Herz, Darmmuskulatur und Energiestoffwechsel zuständig! Biotin ist wichtig für Haar, Nägel, Haut, Insulin für die Regulierung des Blutzuckerspiegels.

Magnesiumsulfat nur während der Saftfastenkur – nicht als Dauertrunk!

Natrium- oder Magnesiumsulfat (Glaubersalz – Bittersalz) ist für die Reinigung des Verdauungstrakts und der verschlackten Bindegewebe sehr wirksam. Der F.-X.-Passage-Trunk besteht aus Magnesiumsulfat, das – in Wasser gelöst und getrunken – reinigt und entschlackt.

Tipp

- *Meerrettich immer nur als Brei gerieben essen, vorbeugend gegen Infektionen! Eine Stunde danach Rettichsaft gemixt mit Möhrensaft trinken! Das ist das beste Mittel für eine Regeneration der Schleimhäute – von Nase/Mund bis Darm. (Nach Walker)*
- *Kohlsaft hat eine starke Schutzwirkung für die Magen-Darm-Schleimhaut. Einläufe nach der Colon-Hydro-Therapie sind zugleich Anti-Krebs-Vorsorge!*

Wichtige Spurenelemente

Spurenelemente sind an vielen wichtigen Stoffwechselprozessen beteiligt.

Mineralien, die nur in sehr geringen Mengen im Organismus vorkommen, heißen „Spurenelemente". Heute weiß man immer besser, dass gerade aus diesen kleinen „Spuren" höchste Leistungen für das Zusammenspiel der Körperprozesse hervorgehen! Schon ein millionstel Gramm Kobalt täglich genügt zum Beispiel, um das Vitamin B_{12} zu aktivieren!

Das Spurenelement Selen ist ein wichtiger Radikalfänger und unterstützt uns somit im Kampf gegen die aggressiven Oxidanzien, die unsere Zellmembranen und Zellen schädigen!

Welche Spurenelemente sind beim Saftfasten wichtig?

Eisen ist wichtig für die Blutbildung, denn es ist Bestandteil des roten Blutfarbstoffs Hämoglobin, das unter anderem für den Transport des Sauerstoffs von der Lunge zu all unseren Zellen zuständig ist. Daher kann ein Eisenmangel zu Blutarmut führen. Wichtige eisenhaltige Gemüse und Früchte sind: Brunnenkresse, Löwenzahn, Steckrübenblätter, Sellerie, Rettich, Radieschen, Spinat, grüne Bohnen, Brokkoli, grüne Erbsen, Feldsalat, Gartenkresse, Grünkohl, Mangold, Möhren, Lauch, Rosenkohl, Topinambur, Himbeeren, Brombeeren, Erdbeeren, Johannisbeeren und Maracujas (Passionsfrüchte).

Jod ist wichtig für die Schilddrüse! Bei uns herrscht Jodmangel. Daher ist es gut, möglichst organisches Jod täglich auf den Tisch zu bringen! Algengranulat oder die Algenmischung „Salade du Pêcheur" ist sehr zu empfehlen!

Tipp

Mit warmem Wasser übergossene Wakame-Alge abkühlen lassen und mit den Gemüsen mitsaften! Sogar ein Grapefruit-Orange-Apfel-Ingwer-Wintersaft schmeckt grandios mit etwas mitgesafteter Wakame!

Silizium in Kombination mit Schwefel und Phosphor ist gut für Haut und Haare.

Silizium ist zusammen mit Schwefel und Phosphor optimal für Haut, Sehnen, Haar! Höchstanteile im Pektin (säuerliche Äpfel, wie für das Saftfasten empfohlen!), in Kartoffelstärke (immer eine Bio-Kartoffel mitsaften im Gemüse-Mix!). Außerdem enthalten in grünem Paprika, Alfalfa, Pastinaken, Gurken, Batate, Möhren, Kartoffeln, Kopfsalat, Äpfeln, Kirschen, Aprikosen.

Weitere Spurenelemente sind in unseren Saftfasten-Mixgetränken ausreichend enthalten und brauchen nicht extra beachtet zu werden. Insbesondere der Grünsaft aus Weizengras gewährleistet auf jeden Fall eine ausreichende Versorgung mit: **Zink** (für Haut, Immunabwehr, Geschlechtsdrüsen) – **Selen** (als Zellschutz mit Antikrebs-Wirkung) – **Nickel** (für gute Wundheilung) – **Molybdän** (zur Entgiftung und für Nierengesundheit) – **Kupfer** (für gesundes Blut).

Ätherische Öle – Wirkstoffe mit Heilkräften, aber auch Gefahren

Frische Presssäfte verströmen ätherische Düfte in ungewöhnlicher Intensität.

Das, was die Kindererinnerung an den Duft frischen Gemüses, frischer Kräuter, sonnenreifen Obstes so aufregend und lebendig macht, sind unsere wesentlich feineren Sinnesorgane des Riechens und Schmeckens von damals! Beim Saftfasten werden sie zwangsläufig geradezu „wieder erweckt"! Denn der frisch gepresste Saft, der ja auch am besten sofort getrunken werden soll, strömt noch intensiver als die ganze Frucht die charakteristischen Düfte aus. Sobald Luft herankommt, verflüchtigen sich diese Aromen und können dann nur noch zu einem kleinen Restanteil in unseren Körper einströmen und bestimmte Wirkungen auslösen.

Das besondere Pflanzenaroma beruht auf ganz speziellen Absonderungen aus den Pflanzendrüsen, die mit dem Sammelbegriff „ätherische Öle" genannt werden. Das Wort „Äther" bezeichnet den Bereich der Atemluft, Öle sind Fette; „ätherische Öle" sind also flüchtige Bestandteile, die in der Pflanze eingebunden sind und bei ihrer Verwertung schnell freigesetzt werden und flüchten können.

Durch ihre Verwandtschaft mit der Luft hängen die ätherischen Öle mit dem Duftprinzip der Pflanze zusammen: Wir nehmen sie über den Geruchssinn unserer Nase wahr. Sie werden vor allem von den Früchten verströmt, sind aber auch in Blättern enthalten und können

Wurzeln und Knollen mit scharfen ätherischen Reizstoffen vorsichtig einmischen!

in den Wurzelknollen bestimmter Pflanzen sehr intensiv und nachhaltig sein.

Ätherische Öle verlocken zum Kosten! Aber sie können auch scharfe Reize ausüben, sodass die ausgeprägten Duftaromen nur in feinerer Dosierung willkommen und verträglich sind! Durch ihre Reize haben sie allerdings gute Heilwirkungen auf innere Organe.

Die Atemwege können durch den „Heilreiz" einer frisch geriebenen Meerrettichwurzel erneute Kraft gewinnen! Knoblauch, Zwiebel, Ginseng und Ingwer üben mit ihren ätherischen Ölen eine antibakterielle Wirkung aus. Sie eignen sich auch gut als Antipilzmittel! Außerdem fördern sie die Verdauungskraft, weil sie die Absonderung aller Verdauungssäfte – in Magen, Galle, Bauchspeicheldrüse – verstärken.

Zu warnen ist vor ätherischen Ölen dann, wenn sie gefährliches Gift enthalten! In erster Linie ist Vorsicht geboten bei Kernen, die giftige Blausäure enthalten, allen voran bei der Bittermandel! Aber auch die Kerne von Pfirsichen, Aprikosen und Kirschen sollten wegen ihres Blausäuregehalts niemals mitgepresst werden! Besonders kleinere Kinder könnten dadurch in Gefahr kommen!

Inhaltsstoffe aus aufgebrochenen Grapefruitkernen wirken als natürliches „Breitbandantibiotikum".

Ätherische Öle sind besonders in Früchten und Gemüsepflanzen aus den Tropen enthalten. Ihre starken heilenden Reize können bei übermäßigem Gebrauch zu belastend werden. Daher sollten empfindliche, allergieanfällige Menschen immer vorsichtig erproben, was und wie viel sie von solchen Früchten und Gemüsen vertragen können.

Sehr brauchbar ist dabei die Methode der so genannten „Instinkto-Esser" – eine Ernährungsrichtung, die nur rohe, ganze Nahrungsmittel für gesund hält und die natürlichen Ess-Instinkte wieder schulen will, die der Zi-

Saftfasten-Tipps für „Essverweigerer“

- *Eingeweichte Kichererbsen, Nüsse, Getreide- und Soja-keimlinge portionsweise mitsaften!*

- ***Grundsätzlich gilt:***
  Die Gemüse enthalten höhere Eiweißanteile als Früchte und als grüne Blattpflanzen. Daher gewährleisten die Gemüsesäfte beim Saftfasten den gesunden Zellaufbau. Sie sind – nach Walker – „Baumeister des Körpers“! Die Fruchtsäfte enthalten höhere Anteile an blutreinigendem Vitamin C. Sie sind die „Reiniger des Körpers“.

Vor allem unterernährte Menschen sollten beim Saftfasten auf ausreichende Zufuhr von Fett, Eiweiß und Kohlenhydraten achten.

vilisationsmensch oft weitgehend verloren hat. Wenn eine Frucht, ein Gemüse nach dem Beriechen verlockenden Duft für uns ausströmt: essen! Sobald sich im Mund eine ätzende Schärfe bemerkbar macht: aufhören damit! Sehr gut kann man das mit Ananassaft erproben: Und wenn er noch so gut schmeckt, es kommt ein Augenblick, wo der Saft auf Zunge und Mundschleimhaut zu scharf eindringt! Dann gleich absetzen!

Hinsichtlich der ätherischen Öle beim Saftfasten siehe die Regeln 4 und 5 (Seite 125f.)!

Die Hauptnährstoffe Fett, Eiweiß, Kohlenhydrate

Alle Pflanzen enthalten die drei Hauptnährstoffe, die der menschliche Körper für seinen Aufbau unerlässlich braucht: Fett, Eiweiße und Kohlenhydrate. Hülsenfrüchte, Nüsse und Getreide enthalten größere Anteile dieser Hauptnährstoffe als das meiste Obst und Gemüse.

Bei unterernährten Menschen sind sie daher sehr wichtig, wenn eine Zeit des Saftfastens helfen soll, die Gesundheit wiederherzustellen.

Enzyme beschleunigen den Stoffwechsel

Enzyme stehen am Anfang und am Ende unserer Existenz.

Enzyme sind feinste Eiweißverbindungen, die unseren gesamten Stoffwechsel steuern. Sie werden als „Lotsen" des Stoffwechsels bezeichnet, weil sie alle Stoffe, die in unseren Körper kommen, zerlegen und daraus neue, körpereigene Bestandteile zusammenbauen. Und sie tun dies in der Hochgeschwindigkeit, die unser Organismus braucht, um in allen seinen feinsten Bestandteilen wirklich funktionsfähig sein zu können.

Eine der Haupteigenschaften der Enzyme besteht darin, dass sie das Blut fließend halten. Sie können alle Faserstoffe im Blutkreislauf so auflösen, dass sich keine lebensgefährlichen Verstopfungen (Thrombosen) bilden können. Ihre auflösende Wirkung betrifft auch die unschönen Besenreiser im Gesicht und an den Beinen, die sich bis zu Krampfadern auswachsen können.

Besonders wichtig ist die Enzymtätigkeit immer dann, wenn Fremdstoffe und schädliche Krankheitserreger in den Körper eindringen! Enzyme helfen dann, die Abwehrtruppen zu sammeln, damit solche Gefahren beseitigt werden: Die so genannten „Fresszellen" folgen ihnen „aufs Wort"!

Die Alterungs- und Ermüdungserscheinungen unseres Organismus können von den Enzymen sehr wirksam aufgehalten und verzögert werden! Wir halten uns an Leib und Seele jünger mit Enzymen.

Frisches Obst und frisches Gemüse sind reich an natürlichen Enzymen – und nur diese werden von unserem Organismus optimal verwertet. Die meisten dieser Natur-Enzyme können aber ihre volle Aktivität nur dann ausüben, wenn sie in rohem, frischem Naturzustand in unseren Körper gelangen. Eine Temperatur von 37–40 °C oder darüber ist für die Enzyme in unserer Nahrung das „Aus"! Daher ist das Saftfasten die gesunde Idealform eines Fasten-Stoffwechsels: gedrosselte Verdauungsaktivität im Schongang plus Frischenzyme in Hochpotenz.

Presssäfte aus selbst gezogenen Chlorophyllpflanzen

Es ist das Grün, das uns als Erstes signalisiert: „Natur" – „Pflanze" – „Fruchtbarkeit" – „Sonnenschein plus Feuchtigkeit"!

Grün gibt uns Hoffnung: dass für uns genug Nahrung da ist! Dass wir Sauerstoff bekommen, ohne den wir nicht existieren können. „Grüne Lungen" nennt unsere Sprache die Grüngürtel in den Städten: Bäume, Parks, Wiesen, die unsere Atemluft aufwerten! „Grüne Lungen" sind für den Globus die riesigen Urwälder und Regenwälder. Wenn diese verkleinert werden oder sogar gänzlich verschwinden, ist unser Weiterleben auf der Erde in Gefahr! „Grün" garantiert uns einfach, dass Leben möglich ist!

Der ernährungsphysiologische Wert grüner Blätter ist sehr hoch, wenn sie roh verzehrt werden.

Seit fast hundert Jahren schon ist der chemische Aufbau des Pflanzensaftes Chlorophyll bekannt – wie auch der Aufbau der roten Blutkörperchen bei Mensch und

Chlorophyll – das Pflanzenblut aus Sonnenenergie

Tier. Beide Strukturen sind völlig parallel aufgebaut. Nur hat das Hämoglobin, der rote Blutfarbstoff, im Zentrum Eisen und der Pflanzenfarbstoff hat Magnesium.

Da der Menschenstoffwechsel den Pflanzenstoffwechsel braucht, um einwandfrei funktionieren zu können, enthalten blattgrüne Pflanzen mit ihrem hochwertigen Pflanzeneiweiß für ihn die wertvollsten Nähr- und Vitalstoffe! Allerdings sind diese nur in rohem Zustand – als Salate oder als Säfte – von höchstem Wert.

Beim Frischsaft-Fasten nimmt der Grünsaft vom Wert her eine zentrale Stelle ein! Grünsäfte sollten unbedingt jeden Tag dabei sein und auch nach der Fastenzeit als ein energetisches Heilmittel für den gesunden Zellaufbau genossen werden. Grünsaft ist herb und kann sehr bitter sein! Deshalb ist es gut, ihn in einen stark süßen und vollen Rotsaft wie den der Roten Bete einzukleiden! Zu jeder Jahreszeit liefert dazu eine Portion mitgesafteter Hasel- oder Walnüsse besonderen Wohlgeschmack und ölige Fülle!

Alle Garten-Gemüsepflanzen in kräftigen Grünfarben sind noch ganz eng mit ihren wilden Ursprüngen verbunden. Gerade aus diesem Grund sind ihre Säfte sehr gesund und heilsam, denn sie bergen in sich Kräfte, die so stark und energievoll sind wie sonst bei keinen anderen Säften!

Folgende Wirkungen des Chlorophylls in Grüngemüsen, Kräutern und ihren Presssäften sind von den großen Gesundheitsorganisationen in ihren Empfehlungen festgehalten worden:

Klinische Studien haben die Heilkraft des Chlorophyllsaftes schon seit mehr als 50 Jahren nachgewiesen.

- Chlorophyll erhält die Zellen jung.
- Chlorophyll dient der Ausscheidung von Giftstoffen.
- Chlorophyll beugt Krebs vor.

Uralt und doch erst vor kurzem wieder entdeckt: grüner Grassaft

Von Kalifornien kam in den letzten Jahren die Sensation zu uns: Saft aus selbst gezogenem Weizengras als „Energiebombe par excellence"! Mit der Wiederentdeckung von Weizengras wurde ein derzeit dringend notwendiges „vollkommenes Lebensmittel" gefunden, das uns unabhängig macht von Lieferanten und Böden.

Für die Überbeschäftigten gibt es Instants aus gefriergetrocknetem Weizen- und Gerstengrassaft als „Grünes Fast Food für die Ernährungsbewussten" (Green Magma, Green Kamut, Barli Green – in Bioläden).

Weizengras kann aus Körnern von „Sprießweizen" das ganze Jahr über in der Wohnung oder auf dem Balkon gezogen werden. Über Nacht die Körner in Wasser vorweichen, dann in Schalen oder Töpfen auf guter Erde ausstreuen. (Sie bleiben obenauf liegen: Vorsicht vor Körnerraub durch Vögel – eventuell Netze ausspannen!)

Weizengras-Presssaft ist „Chlorophyll pur". Er enthält nicht nur sämtliche lebenswichtigen Aminosäuren – die Eiweißbausteine für den gesunden Zellaufbau – und sämtliche wichtigen B-Vitamine, sondern auch reichlich Enzyme, die für alle Stoffwechselauf- und -abbautätigkeiten nötig sind.

Weizengrassaft gilt als ausgezeichnetes Mittel gegen Ablagerungen an den Blutgefäßwänden. Damit beugt dieser Saft Thrombosen vor! Als „vollkommenes Lebensmittel" kann Weizengrassaft längere Zeit alleine genossen werden, ohne dass Mangelerscheinungen auftreten. Allerdings verträgt nur der gründlich gereinigte Organismus größere Mengen Weizengrassaft.

Trester aus Weizengrassaft kann man weiterverwenden: als Auflage bei Wunden und Hautschäden, für Umschläge bei Schwellungen. Der Trester wirkt antibakteriell. Darmklistiere mit Weizengrassaft sind bei entzündlichen Darmerkrankungen höchst wirksam!

8 Reg

Regel 1 Emulgieren mit Öl

Bei folgendem Gemüse sollte man Keimöl zugeben, damit der Organismus die Vitamine A und K verwerten kann:

- *Möhre*
- *Paprika*
- *Tomate*
- *Kürbis*
- *grünem Blattgemüse*
- *Salaten*

Wenige Tropfen Öl in ein zweites Glas oder einen Krug geben und den fertigen Saft darin „emulgieren“: ca. fünfmal hin- und herschütten.

Statt Öl kann auch Sahne zugesetzt werden (frische, nicht pasteurisierte).

Regel 2 Gutes Einspeicheln, Nachspülen bei Zitrusobst

Bei Säureempfindlichkeit: etwas Hafer- oder Gerstenschleim zusetzen!

- *Früchte und Gemüse so frisch wie möglich verwerten und sofort gut einspeichelnd trinken.*
- *Zitrusfrüchte bevorzugt am Morgen nehmen.*
- *Mund und Zähne anschließend mit lauwarmem Wasser nachspülen als Säureschutz für den Zahnschmelz.*

ür das Saftfasten

Gute Darmflora herstellen

Regel 3

- *Eine gründliche Darmentschlackung und der Neuaufbau einer gesunden Darmflora sind die beste Grundlage für die Versorgung des Organismus mit B-Vitaminen und den verwandten Vitaminstoffen.*
- *Dem Mischsaft mittags und abends grünes Blattgemüse zusetzen.*
- *Alfalfa- oder Spirulinapulver, in die Gemüsesäfte eingerührt, verbessert die B-Vitamin-Versorgung beim Säftefasten noch weiter!*

Reizsäfte dosieren und mischen

Regel 4

Früchte, Wurzeln, Knollen und Blätter mit einem hohen Gehalt an ätherischen Ölen sollten im frischen Presssaft vorsichtig gemischt werden mit reizloseren, natürlich süßen Basispflanzen (Möhre, Apfel, Rote Bete).
Einen hohen Gehalt an ätherischen Ölen haben:

- *Meerrettich*
- *Zwiebeln*
- *Knoblauch*
- *Ingwer*
- *schärfere Tropenfrüchte*

8 Regeln für das Saftfasten (Fortsetzung)

Regel 5 Vorsicht Blausäure!

Nicht versehentlich blausäurehaltige Obstkerne entsaften (Aprikosen, Pfirsiche, Kirschen). Beim Mitpressen von Mandeln sollten keine Bittermandeln enthalten sein!

Regel 6 Reinigung mit Obstsäften

Obstsäfte sind die „Reiniger" des Körpers. Sie sind ideal für die morgendliche Ausscheidungsphase.

Regel 7 Zellaufbau mit Gemüsesäften

Gemüsesäfte als „Baumeister" des Körpers sollten mittags und abends als Hauptmahlzeiten genossen werden.

Regel 8 Weizengrassaft vorsichtig dosieren

Mit 10 ml Weizengrassaft beginnen und über Wochen allmählich steigern bis zur Tageshöchstmenge von 150 ml.

Bei Problemen sofort mit der Einnahme des Weizengrassaftes aufhören! Dennoch mit kleinen Mengen am nächsten Tag weitermachen.

Adressen

Entsafter

Bionika Versand, Stendorfer Str. 3, 27718 Ritterhude, Tel. 0 42 92/81 63 10, Fax 0 42 92/81 63 29

Keimling Naturkost GmbH, Bahnhofstr. 51, 21614 Buxtehude, Tel. 0 41 61/5 11 60, Fax 0 41 61/51 16 16

Colon-Hydro-Therapie-Geräte

B & K – Medizinbedarf GmbH, Hellfried Bohnstedt, Jahnstr. 6, 63834 Sulzbach, Tel. 0 68 28/2 04 77, Fax 0 60 28/2 04 88

Jürs Gerätebau, Industriestr. 16b, 25462 Rellingen, Tel. 0 41 01/3 42 39, Fax 0 41 01/3 34 68

Register